AF430287

¡Naturalmente Saludable!

¡Porque estar sanos es lo natural!

Dra. Altagracia Hernández Reyes
Nutrióloga Clínica/Obesóloga –Dietista

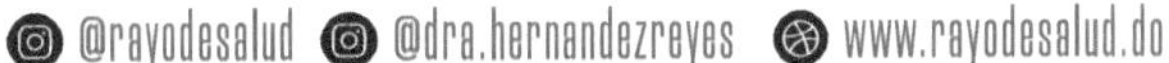

@rayodesalud @dra.hernandezreyes www.rayodesalud.do

¡Naturalmente Saludable!

Dra. Altagracia Hernández Reyes
Nutrióloga Clínica/Obesóloga -Dietista.

Publicado por: Editorial Bien-etre.

Diseño y Diagramación: Ceadvertising.

Diseño de portada: Ceadvertising.

ISBN: 978-9945-9266-5-1

Edición: Editado por Editorial Bien-etre.

www.a9od.com

Tercera edición 2022

Por adquirir NATURALMENTE SALUDABLE obtienes 11.11% de descuento en el programa nutricional online que puedas utilizar o regalar.

Accede al nutriprograma en www.rayodesalud.do/nutriprograma o accede escaneando éste código QR

Te invito a buscar el playlist #naturalmentesaludable en Spotify porque esto más que un libro es una experiencia de bienestar integral dónde #estarsanoseslonatural.

Accede escaneando este código QR y eleva tu nivel de vibración a través de la música

Este libro es un bestseller en Amazon en las categorías de nutrición, salud y medicina, si quieres regalarlo o tenerlo también en digital puedes encontrarlo en Amazon/naturalmentesaludable. O accediendo al escanear este código QR

Índice

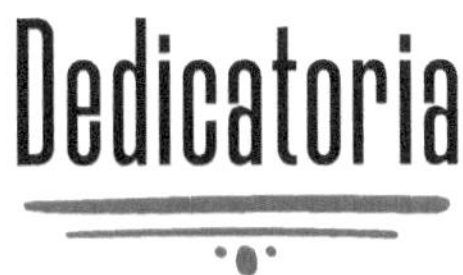

Dedicatoria

A mi sobrina Amelia que despertó en mí el deseo de volver a jugar y el recuerdo de que la vida es un juego para ser gozado y disfrutado.

Gracias Amelia por hacerme tía y hacerme sentir tantas cosas hermosas.

¡Te amo preciosa!

¡NATURALMENTE SALUDABLE!

Agradecimientos

¡Gracias a Dios! ¡Gracias a todos los que formaron parte de Naturalmente Saludable de algún modo! ¡Gracias por tanto y por todo!

Gracias a José Ricardo, por la foto de portada.

¡Gracias Vida! ¡Gracias Universo! ¡Gracias, Gracias, Gracias!

¡NATURALMENTE SALUDABLE!

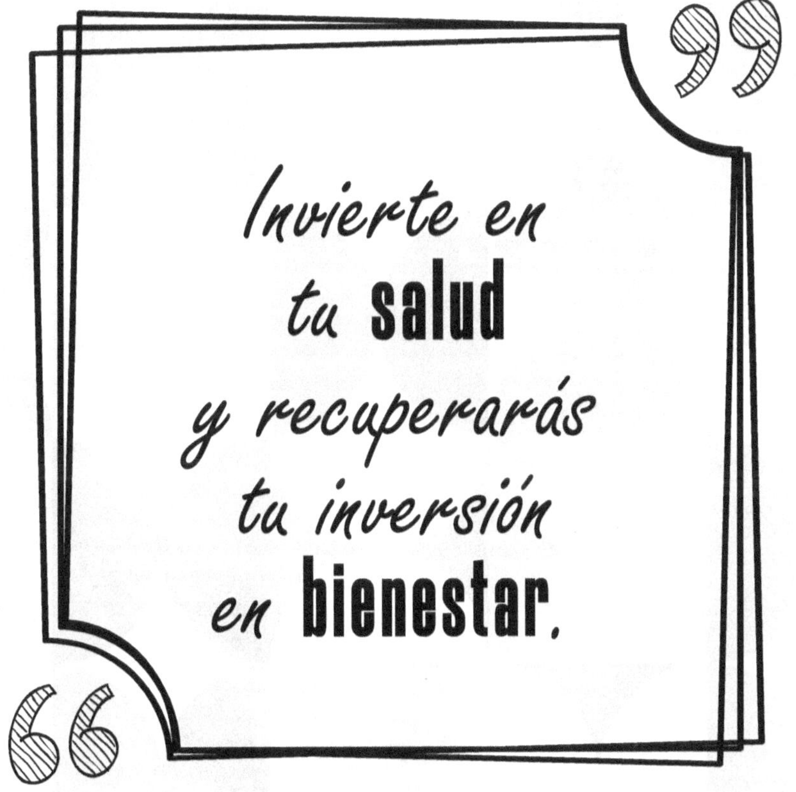
Invierte en
tu **salud**
y recuperarás
tu inversión
en **bienestar**.

CAPÍTULO

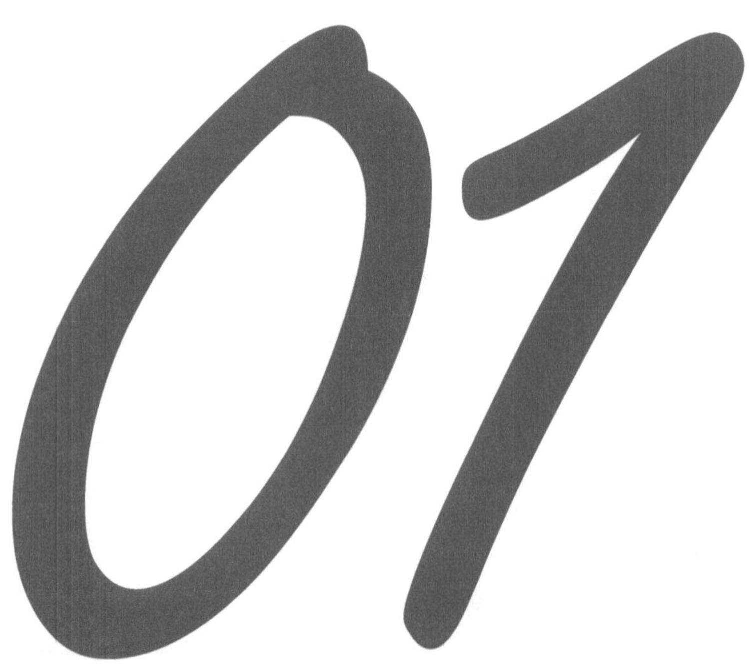

¡Nutribienvenida a este recorrido saludable!

¡Qué bueno que hayas adquirido Naturalmente Saludable! Tu Guía Básica para alimentarte de mucho más que de comida y darte cuenta de que estar sanos es lo más natural.

Mi nombre es Altagracia Hernández, médico de profesión, nutrióloga por vocación, obesóloga por decisión y docente universitaria por convicción. Desde los 22 años de edad mi lugar favorito ha sido la librería Cuesta, que es la librería de mi ciudad, incluso impartí allí mi primera conferencia de nutrición en el año 2014. Escribir este libro es para mí una bendición en el que combino lo que hago con lo que soy.

Mientras escribo esto permanecemos en cuarentena en medio de una pandemia y si me preguntaras qué es lo que me hace falta del mundo allá afuera, te respondería: mi consultorio para ver mis pacientes y la librería para sentarme a leer.

Mi madre es maestra y creo que eso tiene algo que ver, pues mis regalos de niña fueron libros y recuerdo haber leído mi primer libro completo una navidad a los 11 años al lado del arbolito. Estar aquí, ahora plasmando lo que sé cómo médico, mi experiencia como nutrióloga clínica, mis conocimientos como obesóloga–dietista y mi pasión por los libros es todo un sueño hecho realidad y a ti que me lees, te agradezco que me estés ayudando a cumplirlo teniendo este libro en tus manos.

Como ya te conté, escribo esto en medio de la pandemia del coronavirus. ¿Y sabes cuál ha sido mi única salida en cuarentena? ¡A comprar libros! Así es, mi crush con la lectura y con la nutrición mejor ni te lo cuento, así que fusionar ambas cosas aquí, en este libro, me da la mayor alegría y gozo que te puedas imaginar.

La nutrición es para mí mucho más que alimentos. Nos alimentamos de muchas más cosas que no son comida, existen cosas que nos nutren el alma y otras que alimentan nuestro ser; así que cuando te digo que soy especialista en nutrición no te creas que este libro es solo para hablarte de comida. Descuida, te voy a enseñar a alimentarte no te quepa la menor duda, pero también te voy a enseñar a alimentar tu alma y tu ser pues "no solo de pan vive el hombre" reza un dicho.

En este primer capítulo te invito a comprometerte contigo, sí, a comprometerte contigo y a hacer un cambio de estilo de vida en el que te demuestres que te amas a través de lo que eliges para llevar a tu boca. Actos que demuestren que te valoras a través de aquello que pones en tu cuerpo y en tu mente.

Puede ser tan sencillo como comenzar a practicar yoga 20 minutos al día o meditar 15 minutos al despertar. Comprometerte contigo puede ser dar pasos tan sencillos como ésos, que, a corto y mediano plazo comenzarán a mejorar tu salud y calidad de vida física y mental, por dentro y por fuera.

Tomar un vaso con agua y limón al despertar, una taza de té en ayunas o un batido verde recién hecho cuando te levantas son formas simples de comprometerte contigo sin hacer dietas ni esperar que una faja, un té, unas gotas o unas pastillas hagan la magia que solo tú puedes hacer por ti.

La salud no es un acto, no es algo que adquieres con una cirugía de un día; el bienestar es la suma de pequeños actos repetidos día a día y sostenidos durante un tiempo considerable.

Ten paciencia y compasión contigo, respeta tu propio proceso, no te exijas perder en solo semanas el peso que has ganado en años a costa de tu salud. La autoexigencia y el perfeccionismo en vez de ayudarte a sanar podrían enfermarte mucho más, así que vamos paso a paso, dando pasos lentos pero firmes.

Puede ser un objetivo por semana o una meta al mes, así podrás adquirir hábitos que sostengas a largo plazo, pero si te limitas a hacer dietas temporales, cuando acabes las dietas retomarás tus hábitos anteriores y recuperarás tu peso otra vez.

En este libro, te guiaré y te acompañaré en un recorrido saludable en el que podrás alimentarte de mucho más que comida y podrás eliminar todo aquello que cree el efecto opuesto; pero lo haremos con calma, paciencia, sin prisas y con todo el amor y respeto que merece tu cuerpo.

Quiero que sepas que, aunque la herencia influye en tu salud, tus hábitos son la causa de tu peso, por eso es que quiero que te comprometas a cambiarlos y a promover buenos hábitos de alimentación y de actividad física entre tus familiares y amigos. Es para mí un placer acompañarte en el proceso.

Te mostraré cómo dejar de seguir complaciendo tu paladar en perjuicio del resto de tu cuerpo. Tus gustos cambiarán y a tu paladar aprenderá a gustarle lo que es bueno para tu salud. Tu paladar dejará de ser tu enemigo y se convertirá en tu aliado. Evitarás sentir atracción por alimentos que no te convienen y aprenderás a comer para alimentarte, pero no para entretenerte, complacerte, alegrarte o tranquilizarte.

No utilizarás los alimentos ni las bebidas como premio o como castigo, ni para ti, ni para tus demás familiares. Entiende que la ciencia médica está trabajando para lograr un medicamento que resuelva la obesidad y el sobrepeso, pero todavía no lo ha logrado; por lo tanto, no creas más en pastillas, cremas, gotas, fajas, masajes, ni regímenes que prometen lograr resultados sin esfuerzo, sin cambio de hábitos y sin ejercicio. Son una gran mentira y te hacen perder tiempo y motivación.

Acepta la gran verdad de que la actividad física regular y sostenida es una parte muy importante si quieres prevenir y detener enfermedades para así tener una vida sana.

Sé firme pero gentil contigo, evita el perfeccionismo. Cuando abandones, recupera la motivación y vuelve a comenzar tantas veces como sea necesario.

Te propongo realizar cambios pequeños, pero progresivos y sostenidos.

Al adquirir éste libro te has comprometido contigo y sé que tu salud y la solución a tu problema de peso está en tus manos. ¡Come para vivir y no vivas para comer!

Nutrinotas:

- Estar sanos es lo más natural.

- Nos alimentamos de muchas más cosas que no son comida, existen cosas que nos nutren el alma y otras que alimentan nuestro ser.

- Tomar un vaso con agua y limón al despertar, una taza de té en ayunas o un batido verde recién hecho cuando te levantas son formas simples de comprometerte contigo sin hacer dietas ni esperar que una faja, un té, unas gotas o unas pastillas hagan la magia que solo tú puedes hacer por ti.

- El bienestar es la suma de pequeños actos repetidos día a día y sostenidos durante un tiempo considerable.

- Si te limitas a hacer dietas temporales cuando acabas las dietas retomas tus hábitos anteriores y recuperas tu peso otra vez.

Y como no solo nos alimentamos de comida, en este capítulo te invito a escuchar la canción *"Bonito" de Jarabe de Palo* para que también nutras tu alma.

¡NATURALMENTE SALUDABLE!

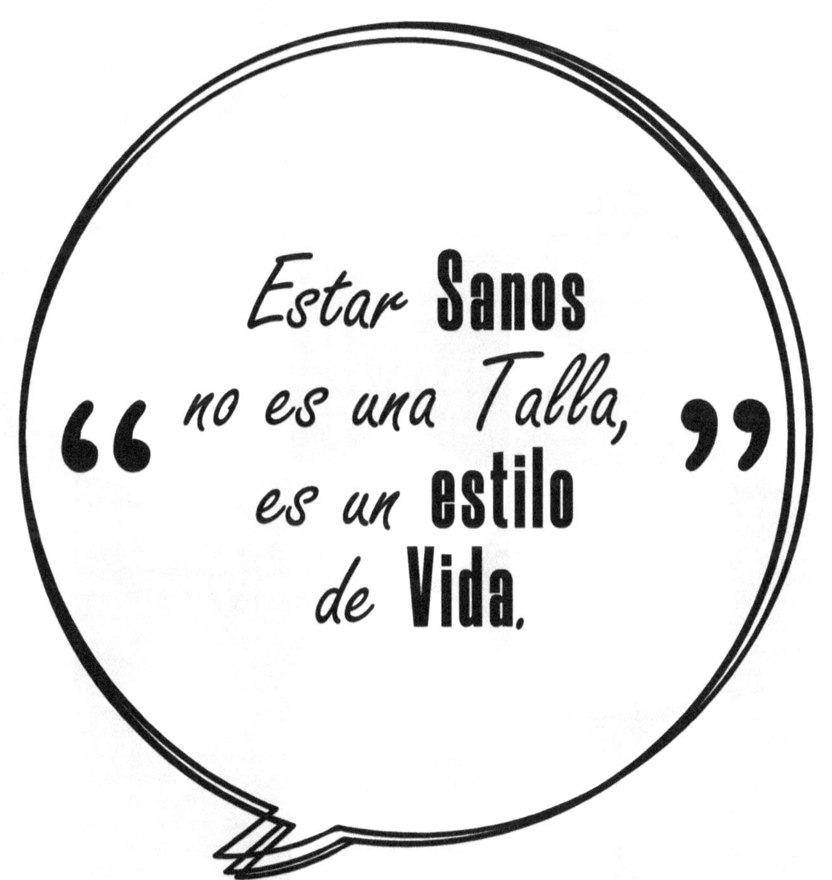
Estar Sanos
no es una Talla,
es un estilo
de Vida.

CAPÍTULO

02

Sustituciones a realizar, para que en vez de comer te alimentes

Si has hecho cientos de dietas restrictivas en las que el primer día te entregan una lista de alimentos prohibidos pues por experiencia propia ya sabes que a largo plazo no funciona, porque desde que vuelves a incorporar dichos alimentos a tus comidas o terminas la dieta, tiendes a recuperar el peso que habías perdido, y en ocasiones un poco más.

Es que prohibirte algo hará que posiblemente desees más de ello o que cuando lo vuelvas a consumir lo ingieras en mayores cantidades, así que lo que te propongo en este capítulo es hacer reemplazos de cosas que ya consumes por una versión más saludable o menos calórica.

Ejemplo: cambiar el agua por agua alcalina puede ser una opción (mientras más alto el pH mejor para tu salud), o podría ser cambiar la sal de mesa por sal marina o sal rosada. Así mismo, hay muchos ejemplos que te podría dar; te los adjunto aquí en una tabla para que hagas los cambios graduales que se adapten a tu estilo de vida.

Alimentos a Evitar	Alternativas para reemplazarlos
Sal refinada	Sal de Himalaya (Sal rosada) o sal marina.
Aceites refinados y grasas trans como los aceites de Soya, Girasol, Maíz y Canola	Aceite de Oliva extra-Virgen prensado en frío (pero no calentar).
Pan blanco	Pan Ezequiel integral, de cereales, de centeno o de linaza que no contengan harina blanca.
Arroz blanco	Arroz integral basmati, couscous o quinoa.
Leche de vaca	Leches vegetales, se sugiere de almendras o de cajuil preferiblemente naturales hechas en casa.
Ice Tea industrializado, Jugos, Aguas saborizadas comerciales, bebidas azucaradas y refrescos	Infusiones naturales. Flor de Jamaica. Agua de coco natural sin endulzar. Tés fríos y calientes. Aguas saborizadas con frutas hechas en casa.
Vinagre	Limón o Vinagre de sidra de manzana con la madre y sin filtrar.

Ketchup, picantes, margarinas, aderezos comerciales y Mayonesas	Aderezos caseros. Pesto hecho en casa. Guacamole casero. Mantequilla de cajuil, mantequilla de almendras o mantequilla de maní (las mantequillas de frutos secos se pueden hacer en casa con la procesadora).
Yogures saborizados	Yogurt griego sin azúcar. Yogurt natural sin sabor o yogurt de leches vegetales sin azúcar añadida.
Cocoa	Cacao 100% natural o por lo menos que sea 70% cacao sin azúcar añadida.
Agua	Agua alcalina o agua mineral.
Avena Instantánea	Avena en hojuelas.

Lo que quiero que comprendas es que la clave no está ni en dejar de comer ni en pasar hambre, la clave es comer mejor en cuanto a calidad y quizás a veces en cuanto a cantidades porque es bueno saber que, aunque algo sea bajo en calorías no significa que sea saludable y que algo sea saludable no lo hace bajo en calorías.

La pérdida de peso va mucho más allá de lo que comes o dejas de comer, perder peso saludablemente implica muchos otros factores que un número en la balanza. Eres mucho más que un número.

Podrías estar perdiendo peso a expensas de grasa y no notarse en la balanza por citar un caso y te das cuenta de que estás más delgada porque la ropa te queda mejor, pero la balanza dice que mantienes el mismo peso; y a esto me refiero con que la balanza no puede ser tu referencia.

Si estás durmiendo mejor, te levantas sintiendo que descansaste, tienes más fuerza y resistencia en el entrenamiento, más rendimiento y menos agotamiento y fatiga durante los ejercicios, son señales más claras de que estás bien y de que vas mejor ¡Y eso no te lo dice una balanza!

El peso es un dato aislado que por sí solo no especifica de qué es. Puedes tener más peso y si es de músculo te verás mucho más delgada aunque la balanza diga que pesas más.

No soy de las nutriólogas que recomienda dietas, sino que prefiero compartir con mis pacientes menús saludables y planes alimentarios solo para que tomen ideas y lo adapten y ajusten a sus circunstancias. Al final de este capítulo te comparto uno para que obtengas ideas de comidas sanas. También puedes encontrar otras recomendaciones en mis redes sociales @rayodesalud y @dra.hernandezreyes.

La esencia del mensaje es que entiendas que debes nutrirte de mucho más que de los alimentos para lograr tus objetivos de peso; porque si por ejemplo, no duermes bien, las hormonas que se encargan de la saciedad y el hambre (ghrelina y leptina) hacen que al día siguiente tengas más hambre y menos saciedad.

La leptina es la hormona encargada de la saciedad y si no duermes bien esta disminuye y por eso al día siguiente tardas más en saciarte, en cambio; la ghrelina, que es la hormona que estimula el apetito, aumenta cuando no duermes bien.

¿Ya me vas entendiendo cuánto influye el sueño en tu control de peso? Esto no es una simple cuestión de contar calorías o macros, eres más que un número y no eres una máquina de suma y resta.

Hay un ritual que le he diseñado a mis pacientes con obesidad para ir a dormir y con ello he logrado que salgan de la obesidad de manera más rápida y fácil (me ha dado tanto resultado con los pacientes que hasta he pensado patentarlo jaja) y es que de verdad mejora tanto la calidad de sueño que una vez me contó una paciente que estaba lactando, que se asustó cuando su esposo le dijo a la mañana siguiente que la bebé pasó toda la noche llorando pidiendo leche y ella ni cuenta se dio.

Sin más rodeos, aquí te comparto mi **fórmula mágica para antes de ir a la cama:**

1- Colocar de fondo la frecuencia de 639 Hz, 432 Hz o 528 Hz.

2- Usar jabón de lavanda o de magnesio para el baño.

3- Aceite o crema de lavanda o de magnesio luego del baño.

4- Aroma de lavanda en un velón o en el difusor.

5- Antifaz para dormir.

6- Una meditación cada noche.

Si realizas estos pasos, no solo dormirás toda la noche, sino que quizás hasta necesites varias alarmas para despertar al otro día. ¿Qué tiene que ver esto con el control de peso? ¡Todo!

Si no hay control de sueño, no hay control de peso ni aumento de masa muscular, y si no hay aumento de masa muscular no se acelera el metabolismo, y si no hay músculo, no se pierde grasa y el músculo crece y trabaja mientras duermes.

¿Dormir de día puede crear el mismo efecto? No, para nada. Hay que respetar el ciclo circadiano y las hormonas tienen horarios para realizar sus funciones, así como el sol y la luna que tampoco se alternan y cada uno sale y se va a su hora.

Entendido esto de que el sueño es clave para el control de peso y muchas otras funciones más del organismo, quizás lo pienses mejor la próxima vez que decidas acostarte tarde por estar en las redes sociales y luego te preguntes por qué no pierdes peso a pesar de entrenar y comer saludable.

Aquí te adjunto las ideas que te prometí de opciones saludables para tus comidas principales. Recuerda que son opciones sanas; esto no es un menú personalizado, es una guía de referencia.

Opciones de Desayuno Saludables

• Avena preparada con leche de almendras (u otra bebida vegetal como leche de cajuil o de linaza). Si gustas puedes añadir nuez moscada, clavos y canela (si necesitas dulzor agregas frutas en vez de azúcar).

• Huevos revueltos preparados con vegetales picaditos y acompañar de un guineo verde o una batata con cebolla por encima.

• 1 plato pequeño de frutas de temporada mezcladas con yogurt natural sin azúcar.

• Víveres de tu preferencia con cebollas, con un huevo completo y aguacate.

• Frutos secos sin sal mezclados con yogurt natural y frutas frescas.

Opciones de Almuerzo Saludables

• Ensalada de quinoa o ensalada de granos con muchos vegetales picados dentro + pescado y taza de habichuelas o de gandules.

• 1 tayota o una berenjena con pescado y plato de vegetales al vapor o salteados.

• Pechuga o salmón + vegetales salteados al ajillo y taza de gandules o de garbanzos.

• Filete de mero o de dorado a la plancha o a la parrilla + ensalada verde o hervida + taza de habichuelas negras o rojas.

• Ensalada de tus hojas verdes preferidas, verduras frescas favoritas y filete de dorado u otro pescado (también puedes agregar fresas fileteadas o aceitunas a la ensalada) + taza de lentejas o guandules

Opciones de Cenas Saludables

• Cenar temprano con 1 taza de crema de auyama preparada con puerro, pimientos, apio, sal rosada, pimienta y cilantro o cenar con una sopa de vegetales.

• Ensalada caprese con tomate, queso y berenjenas y luego té de tilo y manzanilla antes de ir a dormir (o de lavanda y valeriana).

• Pescado + vegetales salteados. (Siempre cenar temprano).

• Taco Salad (haces tacos pero la tortilla de los tacos se sustituye por lechuga o espinaca).

• Cenar temprano con zucchini a la plancha. (Corta el zucchini en rodajas gruesas y coloca en el sartén previamente aceitado con aceite de oliva, dora por ambos lados con sal y pimienta y luego coloca queso fresco por encima y tapa para que el queso bajo en grasa se derrita).

Nutrinotas:

- La clave no está ni en dejar de comer ni en pasar hambre, la clave es comer mejor en cuanto a calidad y quizás a veces en cuanto a cantidades porque es bueno saber que aunque algo sea bajo en calorías no significa que sea saludable y que algo sea saludable no lo hace bajo en calorías.

- La pérdida de peso va mucho más allá que lo que comes o dejas de comer, perder peso implica muchos otros factores que un número en la balanza. Eres mucho más que un número.

- Podrías estar perdiendo peso a expensas de grasa y no notarse en la balanza.

- Si estás durmiendo mejor, te levantas sintiendo que descansaste, tienes más fuerza y resistencia en el entrenamiento, más rendimiento y menos agotamiento y fatiga durante los ejercicios, son las señales claras de que estás bien y de que vas mejor.

- Debes nutrirte de mucho más que alimentos para lograr tus objetivos de peso.

- La leptina es la hormona encargada de la saciedad y si no duermes bien esta disminuye y por eso al día siguiente tardas más en saciarte.

- No es una simple cuestión de contar calorías o macros, eres más que un número y no eres una máquina de suma y resta.

- Si no hay control de sueño, no hay control de peso ni aumento de masa muscular, y si no hay aumento de masa muscular no se acelera el metabolismo.

- Hay que respetar el ciclo circadiano y las hormonas tienen sus horarios para realizar sus funciones, así como el sol y la luna que tampoco se alternan y cada uno sale y se va a su hora.

Y como no solo nos alimentamos de comida, en este capítulo te invito a escuchar la canción *"Las avispas" de Juan Luis Guerra* para que también nutras tu alma.

Nos **alimentamos** de muchas más cosas que no son **comida**, existen cosas que nos nutren el **alma** y otras que alimentan nuestro **ser**.

CAPÍTULO

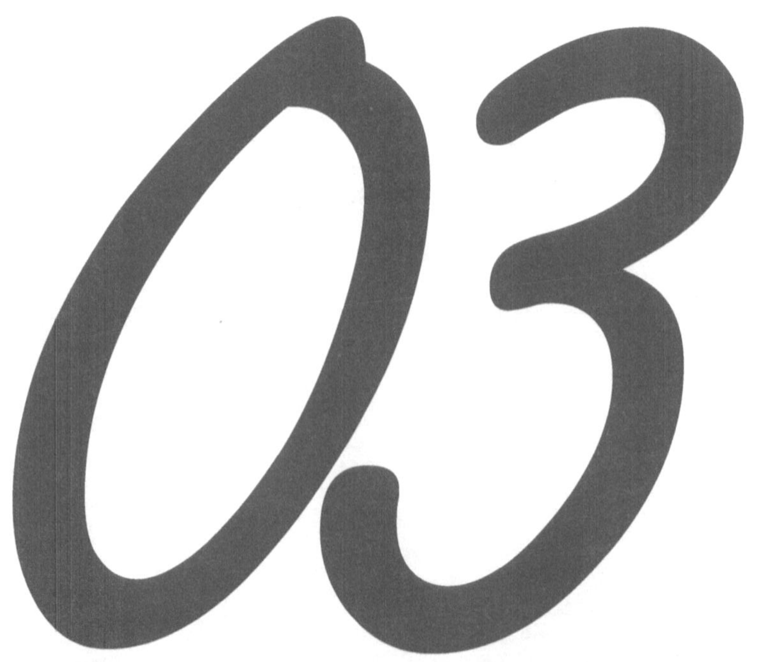

Estar sanos no es una talla, es un estilo de vida

Creo que hasta ahora ya te he dejado claro que las dietas no funcionan y que lo que realmente da resultados es hacer un cambio de estilo de vida; y aunque en cada capítulo te regalo un menú es solo para que obtengas ideas y puedas hacer tus propios planes alimentarios pero no para que los hagas al pie de la letra de manera estricta ni rígida.

En este capítulo te voy a enlistar los pasos sugeridos para iniciar esos cambios de estilo de vida y puedes elegir instaurar uno por semana o quizás uno por mes, haz lo que sientas y ve a tu propio ritmo, respetando tu proceso y sin auto exigencias que el peso que ganaste en años o meses no lo vas a perder en días.

Bueno, vamos ya por esa lista de cambios a hacer en el estilo de vida:

1. Evita alimentos que contengan azúcar añadida o edulcorantes.

Hablo de azúcar añadida no de evitar el azúcar porque el azúcar natural de las frutas es buena y saludable. Me refiero a no agregar más. Existen más de 60 tipos de endulzantes. Cuando adquieres algo que dice sin azúcar lo más probable es que se refiera a que no posee azúcar de caña, pero puede tener de algún otro endulzante como miel, agave, sucralosa, fructosa, maltodextrina, etc.

Es importante que sepas que los edulcorantes artificiales barren con tu flora intestinal (el 80% de tu sistema inmune está ahí), por lo que, al consumir endulzantes sin calorías como los edulcorantes, no tan solo estás barriendo con tu flora bacteriana benéfica, sino que a la vez estás bajando tus defensas. O sea que "sin azúcar" puede simplemente significar que no tenga azúcar de caña y "sin calorías" no significa que sea saludable.

Otra cosa relevante que es bueno que sepas es que se etiqueta "sin calorías" a todo aquello que tiene menos de 5 calorías por ración, pero en un empaque de cualquier producto en la mayoría de los casos hay varias raciones. (Digo productos y no alimentos porque usualmente los alimentos tienen cáscaras y no etiquetas)

2. Aumenta el consumo de frutas y verduras todos los días.

Y esto no tiene que ser nada del otro mundo, puede ser tan simple como agregar una fruta al desayuno (entera, no en jugo), merendar con frutas en vez de galletas, o que cuando tengas antojos de dulces prefieras una fruta en vez de un postre industrializado, así de simple y sencillo. No hay que complicarse.

Puedes aumentar el consumo de vegetales con el solo hecho de ponerle una hoja de lechuga o una rodaja de tomate al sándwich que te preparas para desayunar o con ponerle más auyama a las habichuelas y gandules.

Es fácil, es sencillo.

3. Consume alimentos reales sin etiquetas.

Prefiere alimentos provenientes de la tierra y de la naturaleza, prefiere quitar siempre cáscaras en vez de fundas, la madre tierra es sabia y nos provee todo aquello que necesitamos. Hagamos buen uso de ello. Las vitaminas, minerales y nutrimentos se absorben mejor cuando los consumimos directo en su matriz alimentaria (dígase, no es lo mismo tomarte un suplemento de vitamina C que comerte la vitamina C directamente de la fruta).

4. No dejes pasar más de 4 horas entre una comida y otra (pero tampoco comas sin hambre).

Y ojo, para que no te vayas a confundir con esto, dejar pasar 12 horas de ayuno entre la cena y el desayuno del día siguiente es súper saludable, al igual que cenar temprano también. A lo que me refiero en este caso es a que no pases toda la tarde sin comer y llegues en la noche a casa con tanta hambre a devorar todo lo que encuentras en la cocina por no haberte tomado una pausa en la tarde para hacer una merienda.

5. Merienda con frutas o frutos secos sin sal.

La mejor elección de merienda son las frutas frescas en su origen natural (que podrían estar acompañadas de un yogurt griego natural sin azúcar si buscas ganar peso o con agua de coco quizás, si estás en proceso de pérdida de peso).

Aquí lo importante es que sean sin sal y controlar las raciones en vez de comer directamente del envase. Sirve en una bolsa resellable la cantidad que vayas a consumir e incluso puedes llevar en la cartera o vehículo para cuando ataque la ansiedad.

6. Nada frito ni guisado. Prefiere al horno, plancha, parrilla, airfryer o al vapor.

Al decir todo o nada estoy usando términos muy extremos y fuertes, pero es que definitivamente el consumo de grasas trans como las frituras están relacionadas con tantas enfermedades que lo mejor sería descartarlas definitivamente como una manera de perder peso y para evitar la ganancia del mismo. En caso de requerir el uso de aceite prefiere siempre el de oliva extra virgen y prensado en frío.

7. Agua alcalina o mineral en ayunas al despertar con limón.

Esta rutina para comenzar el día además de aportar energía, también aporta vitamina C y alcaliniza un poco el pH (en un pH alcalino no pueden sobrevivir virus, bacterias ni parásitos).

8. Evita refrescos y bebidas azucaradas.

Sé que dejarlas definitivamente puede costar ya que el azúcar tiende a ser adictiva como cualquier otra droga. Así que, lo que te sugiero es sustituir los jugos y refrescos por agua de coco, infusiones naturales y té (encuentra recetas en mis redes sociales @rayodesalud y @dra.hernandezreyes).

9. Un vaso con agua antes de almorzar y otro vaso con agua antes de cenar.

Lo ideal sería tomar un vaso de agua cada hora o tomar agua hasta que la orina esté transparente, pero la recomendación de tomar un vaso de agua antes de las comidas principales es una manera de no devorar todo el plato si llegas con mucha hambre a comer y así vas calmando los jugos gástricos y tomas una pausa.

10. Masticar bien y despacio cada bocado soltando tenedores y cubiertos mientras masticas.

La masticación es clave para una correcta digestión porque durante la misma es que comienza la liberación de enzimas digestivas que van a degradar los alimentos para llevarlos a moléculas más pequeñas. Come despacio que la comida no se va a ir a ninguna parte.

11. Que todos los cereales que consumas sean en versión integral.

Los cereales no vienen en caja. Cuando hablo de cereales me refiero al arroz integral, avena en hojuelas, etc. y mi recomendación médica es que prefieras siempre la versión integral de cada uno de estos porque aunque no tienen menos calorías, al tener más fibra crean menos picos glucémicos (elevan menos los niveles de azúcar en sangre).

Luego de haber instaurado estos hábitos como parte de tu rutina de manera lenta y paulatina podrás ver grandes cambios en tu cuerpo y en tu salud a mediano y largo plazo, pero recuerda llevarte con paciencia y tener compasión contigo.

Debajo, te anexo un menú para que tomes ideas y hagas tu propio plan alimentario, pero recuerda que instaurar los hábitos descritos arriba es mucho más importante que cualquier "dieta".

Lunes

Desayuno: Avena preparada con leche de almendras (u otra bebida vegetal), si deseas puedes agregar nuez moscada, clavos y canela (si necesitas dulzor agregas frutas por encima).

Merienda: Una fruta + una rica taza de té sin endulzar

Comida: Ensalada con muchos vegetales + pescado (4 oz) y una taza de garbanzos o de lentejas

Merienda: fruta de temporada + deliciosa taza de té sin endulzar.

Cena: Cenar temprano con 1 taza de crema de auyama preparada con puerro, pimientos, apio, sal rosada, pimienta y cilantro o cenar con una sopa de vegetales.

(Mínimo 12 horas de ayuno entre la cena y el desayuno)

Martes

Desayuno: 1 plato pequeño de frutas de temporada con yogurt natural por encima o tomar un batido verde en ayunas recién hecho (batido verde siempre con más vegetales que frutas)

Merienda: 1 manzana verde o una mandarina + taza de té de menta o de canela sin endulzar.

Comida: 1 tayota o una berenjena rellena con bacalao o simplemente almorzar vegetales con pescado.

Merienda: 1 kiwi o una naranja + taza de té verde o de jengibre sin endulzar.

Cena: Preparar mini pizza casera hecha de base de casabe + tomates en forma de pico de gallo arriba + y/o aguacate en forma de guacamole por encima o pesto.

Mínimo 12 horas de ayuno entre la cena y el desayuno

Miércoles

Desayuno: Víveres (tubérculos) con huevo, cebolla y aguacate.

Merienda: Un puñado de frutos secos o una fruta + taza de té de canela o jengibre sin endulzar.

Comida: Tilapia o chillo + vegetales salteados al vapor y taza de gandules o lentejas (o cualquier otra legumbre).

Merienda: 1 taza de fresa o cerezas + taza de té sin endulzar.

Cena: ensalada caprese con tomate, queso fresco y berenjenas y luego té de tilo y manzanilla antes de ir a dormir (o de lavanda y valeriana).

Jueves

Desayuno: Guineo verde o yautía con cebolla, aguacate y huevo hervido o revuelto.

Merienda: 1 taza de piña o de lechosa + taza de té sin endulzar.

Comida: Salmón o tilapia + ensalada verde + 1 taza de habichuelas negras o rojas.

Merienda: Fruta + taza de té sin endulzar.

Cena: Sopa de vegetales o crema de vegetales (cenar tres horas antes de dormir por lo menos).

Té de tilo y manzanilla antes de ir a dormir (o de lavanda y valeriana).

Viernes

Desayuno: Plátanos o guineos verdes con huevo hervido, cebolla y aguacate.

Merienda: 20 pistachos o una fruta con taza de té.

Comida: Ensalada preferida, verduras frescas favoritas y queso feta (también puedes agregar fresas fileteadas o aceitunas a la ensalada)

Merienda: 20 semillas de cajuil o una fruta + taza de té verde. (Nunca té verde ni té negro de noche porque tienen cafeína)

Cena: Bacalao o chillo + vegetales salteados. (Siempre cenar temprano).

Té de tilo y manzanilla antes de ir a dormir (o de lavanda y valeriana).

Sábado

Desayuno: Batata o yautía con huevos revueltos, cebolla y aguacate.

Merienda: 1 taza melón o de sandía + taza de té con canela y jengibre sin endulzar.

Almuerzo: Un guineíto verde + ensalada verde + 1/4 de aguacate y pescado dorado o chillo.

Merienda: 1 fruta + taza de té verde con jengibre y canela.

Cena: Pizza de casabe (Tomates cherry + mozzarella orégano y albahaca sobre casabe y al horno).

Té de tilo y manzanilla antes de ir a dormir (o de lavanda y valeriana).

Domingo

Desayuno: Pancakes de guineo y avena o batido verde recién hecho en ayunas.

Merienda: 1 mandarina o naranja pequeña + taza de té de menta o canela.

Comida: Pescado 4oz o tilapia + ensalada de granos o ensalada de quínoa.

Merienda: 1 fruta + taza de té verde o de jengibre.

Cena: Taco Salad (haces tacos pero la tortilla de los tacos se sustituye por lechuga o espinaca).

Té de tilo y manzanilla antes de ir a dormir (o de lavanda y valeriana).

<u>Últimas nutrirrecomendaciones de este capítulo:</u>

- Evita preparaciones copiosas y grasosas.

- Controla las porciones si vas a consumir algo fuera del menú.

- Consume muchas verduras en las comidas principales.

- Evita azúcares refinados y no endulces nada.

- ¡Que en las cenas no te falten las ensaladas!

- Pequeños cambios mejoran tus hábitos y como consecuencia también el peso.

Nutrinotas:

- Las dietas no funcionan, lo que realmente da resultados es hacer un cambio de estilo de vida.

- Ve a tu propio ritmo respetando tu proceso y sin auto exigencias que el peso que ganaste en años o meses no lo vas a perder en días.

- El azúcar natural de las frutas es buena y saludable.

- Los edulcorantes artificiales barren con tu flora intestinal (el 80% de tu sistema inmune está ahí), por lo que al consumir endulzantes sin calorías como los edulcorantes no tan solo estás barriendo con tu flora bacteriana benéfica, sino que a la vez estás bajando tus defensas.

- "Sin calorías" no significa saludable.

- Se etiqueta "sin calorías" a todo aquello que tiene menos de 5 calorías por ración.

- En un empaque de cualquier producto usualmente hay varias raciones.

Y como no solo nos alimentamos de comida, en este capítulo te invito a escuchar la canción *"I Gotta Feeling"* de *The Black Eyed Peas* para que también nutras tu alma.

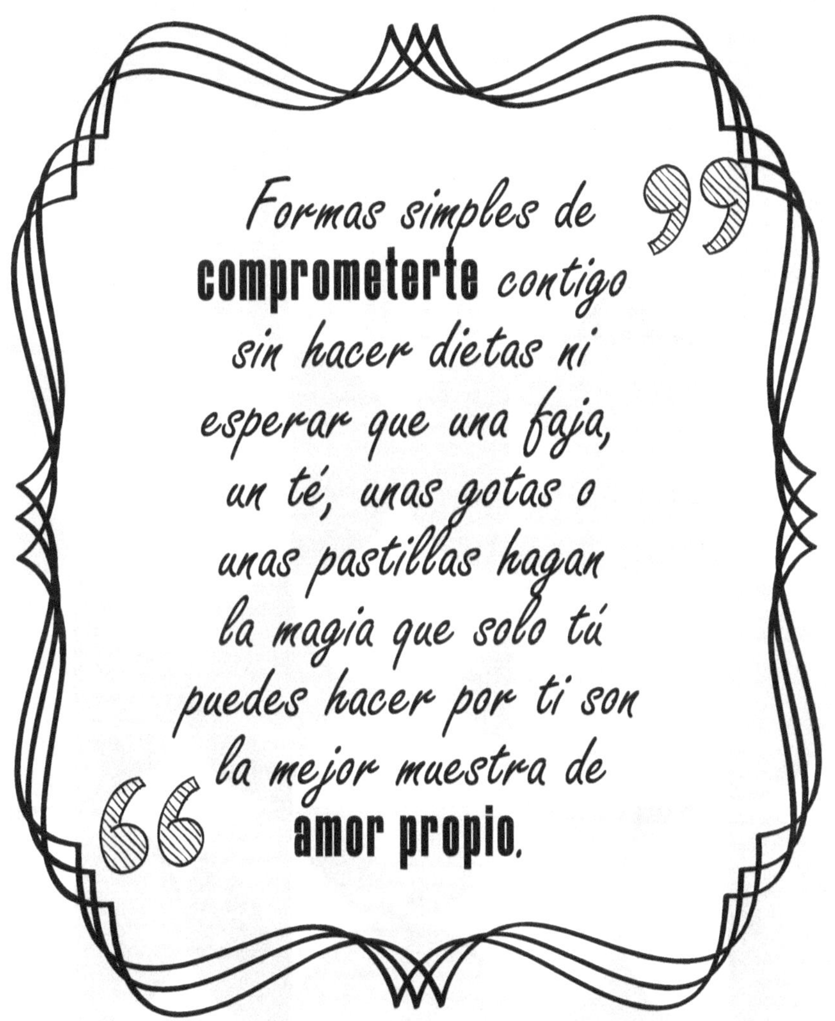

Formas simples de **comprometerte** contigo sin hacer dietas ni esperar que una faja, un té, unas gotas o unas pastillas hagan la magia que solo tú puedes hacer por ti son la mejor muestra de **amor propio**.

CAPÍTULO

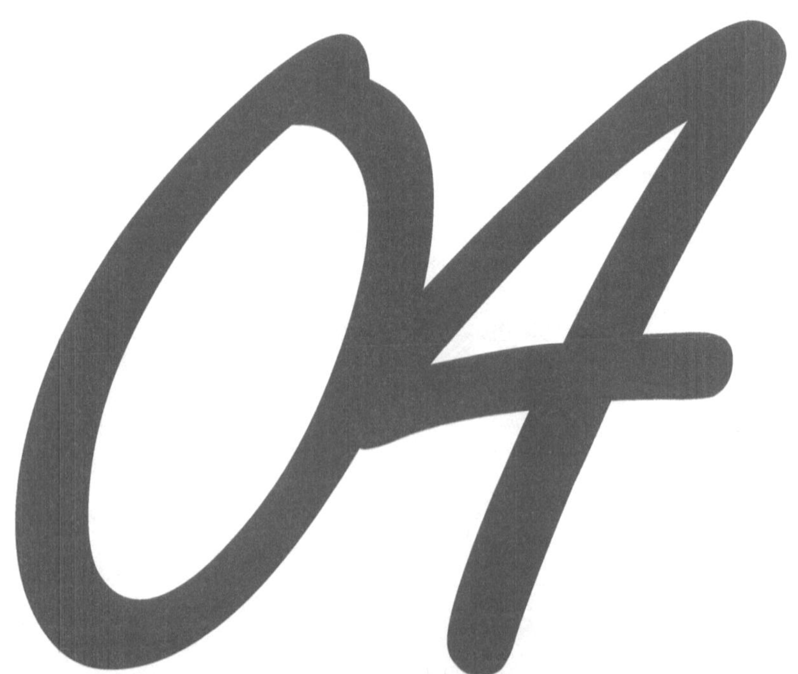

No hagas dietas, crea hábitos

La salud no tiene que ver con actos, sino con hábitos. Los hábitos que se vuelven rutina y costumbre como cepillarte o bañarte son los que a largo plazo definen lo que eres y no los actos aislados que haces esporádicamente.

Comerte un pedazo de bizcocho en tú cumpleaños no incide en tu peso y en tu salud tanto como lo hace esa media cucharadita de azúcar que le agregas al café todos los días. ¿Sabes por qué? Porque el café lo tomas a diario y muchas veces hasta varias tazas.

Entonces, es mucho más relevante mejorar lo que hacemos día a día que enfocarnos en aquello que hacemos en fechas especiales.

En este capítulo te comparto una lista de hábitos que te recomiendo instaurar hasta volverlos rutinas, y recuerda que el camino no es recto, tiene curvas. No te exijas que el proceso sea lineal y si un día no lo cumples, no pasa nada, mañana será otro día y vuelve a salir el sol.

1. Muévete

Comienza con varios días por semana y luego ve aumentando gradualmente tiempo y distancia. Por ejemplo, puedes comenzar con media hora y luego aumentar a una hora, pero no te límites al entrenamiento de cardio.

Si buscas perder grasa o acelerar el metabolismo, hay que realizar entrenamientos de fuerza y resistencia varias veces por semana, entrenar 30 minutos varias veces por semana o salir a caminar tal vez te sirva para mantener y gastar las calorías consumidas. Pero, si lo que buscas es perder peso y perderlo a expensas de grasa, la recomendación es que el entrenamiento sea de 60 a 90 minutos al menos 5 ó 6 veces por semana.

Y mujeres, no hay que tenerle miedo a las pesas. No nos vamos a poner grandes y musculosas como los hombres porque no tenemos tanta testosterona. Las mujeres que ves así con tanto músculo son porque se han ayudado con algo más que el ejercicio.

Así que, sí puedes hacer pesas y entrenar con fuerza; y no, no te vas a poner grande y musculosa, sino que te va a ocurrir lo opuesto: adelgazarás más rápido y no tendrás rebote.

2. Evita azúcar y edulcorantes

Eso incluye evitar chicles. Los chicles, además de provocar distensión abdominal porque tragas aire, también suelen tener edulcorantes artificiales que hacen que te inflames aún más (especialmente los polialcoholes que son los que terminan en "ol" como maltitol por citar un ejemplo). Trata de evitarlos y si quieres un aliento fresco agrega hojas de menta al agua, al té y a los batidos.

3. Dormir 8 horas

Disfruta un té de tila y manzanilla antes de dormir, también podría ser valeriana, melisa, lavanda o la mezcla de varios. Como ya te expliqué en capítulos anteriores, de la calidad de tu sueño dependerá el control de peso. Prepara una rutina antes de ir a la cama con uno de esos deliciosos tés, agrega gotas de aceite esencial de lavanda en la almohada, utiliza ondas rife para dormir y deja el celular fuera de la habitación.

4. Toma agua alcalina o mineral

No esperes tener sed para tomar agua. Por lo menos un vaso por hora en vez de consumir jugos y refrescos. Trata de que la orina esté transparente, pues mientras esté amarilla hay deshidratación.

El agua de los botellones plásticos convencionales no suele tener minerales en la mayoría de los casos y se tienden a dejar mucho tiempo expuestos al sol en el caso de los colmados y supermercados y el plástico libera sustancias tóxicas, por eso además de recomendarte agua mineral o alcalina de preferencia porque tienen un pH más elevado, también te sugeriría tener un filtro en casa que la alcalinice o mineralice como otra opción a considerar.

5. Cambia tu filosofía de vida

Estar sanos no es una talla, es un estilo de vida. Deja de compararte y olvida tu obsesión con el peso y la balanza, eres más que un número. Observa los demás cambios y avances que está experimentando tu cuerpo, como mejor calidad de sueño, más energía, menos ansiedad, más resistencia, más autocontrol, etc.

La balanza no puede definir cómo vas ni mucho menos definir tu estado de ánimo, si vas a dejar que algún número te estrese, que sean los de las facturas y las cuentas de banco, por favor.

6. Puedes tomar café si así lo deseas

Toma café si te gusta, pero sin azúcar ni edulcorantes. Si no puedes tomar café sin endulzante quizás tu adicción no sea directamente al café. Si necesitas endulzar para consumir lo más probable es que no sea el café lo que te guste, prueba agregar canela, clavos o nuez moscada y verás que toma un sabor mucho más rico con las especias sin necesidad de agregar azúcar.

Utilizar azúcar diariamente a mediano y largo plazo repercute mucho en tu peso, en tus niveles de glucosa e insulina y en los valores de colesterol y triglicéridos; y sí, el consumo de azúcar no solo eleva los niveles de glucosa en sangre, también eleva los lípidos.

Te adjunto aquí debajo otro menú y te recuerdo que los planes alimentarios te los estoy compartiendo solo para que tengas ideas y opciones y te puedas hacer el tuyo propio ajustado a tu rutina y estilo de vida.

LUNES

Frase del día: *Soy más fuerte que mis excusas.*

Al despertar, agua alcalina: Agua con limón y/o con vinagre de sidra de manzana.

Desayuno: Batido verde (recién hecho y en ayunas) o víveres con huevo, cebolla y aguacate.

Merienda: 1 manzana pequeña o palitos de apio y zanahoria + 1 taza de té (de tu preferencia) sin endulzar.

Almuerzo: Pescado + medio plato de ensalada verde o vegetales al grill.

Merienda: 1 vaso con agua de coco o una taza de melón + 1 taza de té (de tu preferencia) sin endulzar.

Cena ligera (12 h de ayuno entre cena y desayuno): Ají morrón relleno de pescado y vegetales.

Antes de dormir una taza de té de tilo y manzanilla para relajarte. ¡Es una delicia!

MARTES

Frase del día: *Si quieres algo ve y haz que suceda, lo único que cae del cielo es la lluvia.*

Al despertar, agua alcalina: Agua con limón y/o con vinagre de sidra de manzana.

Desayuno: Batido verde (recién hecho y en ayunas) o yogurt con frutas/avena.

Merienda: 1vaso con agua de coco sin azúcar o una fruta + 1 taza de té (de tu preferencia) sin endulzar.

Almuerzo: 1 taza de gandules o habichuelas + 100 gr de atún y ensalada de quinoa + medio plato de ensalada verde o vegetales al grill.

Merienda: 1 taza de piña o de melón + 1 taza de té (de tu preferencia) sin endulzar.

Cena ligera (12 h de ayuno entre cena y desayuno): Atún con cebolla, apio picado y cinco hojas de lechuga, ají morrón y espinacas.

Pica bien todos los ingredientes y prepara una deliciosa ensalada.

Acompañado de una taza de té de valeriana y lavanda. ¡Es riquísimo!

MIÉRCOLES

Frase del día: *Los logros no son magia, son trabajo duro y dedicación.*

Al despertar, agua alcalina: Agua con limón y/o con vinagre de sidra de manzana.

Desayuno: Batido verde (recién hecho y en ayunas) ó 1 taza de yogurt griego natural con frutas picadas dentro y un poco de canela espolvoreada por encima.

Merienda: ½ taza de lechosa o de fresas + 1 taza de té (de tu preferencia) sin endulzar.

Almuerzo: Salmón u otro pescado + medio plato de ensalada verde o vegetales al grill.

Merienda: 1 taza de piña o de sandía + 1 taza de té (de tu preferencia) sin endulzar.

Cena ligera (12 h de ayuno entre cena y desayuno): Bacalao o chillo con vegetales al vapor.

Acompañado de un delicioso té de manzanilla con hojas de menta para calmar la mente. ¡Queda buenísimo!

JUEVES

Frase del día: *El fracaso no es lo opuesto al éxito, es parte del mismo.*

Al despertar, agua alcalina: Agua con limón y/o con vinagre de sidra de manzana.

Desayuno: Batido verde (recién hecho y en ayunas) ó 1 taza de avena integral en hojuelas elaborada con leche de almendras sin azúcar y una porción de frutas por encima. Para endulzar puedes agregar canela, clavos, nuez moscada, ralladura de limón en vez de azúcar.

Merienda: 1 naranja ó 1 manzana pequeña + 1 taza de té (de tu preferencia) sin endulzar.

Almuerzo: Vegetales favoritos al ajillo + taza de lentejas o de habichuelas + chillo o dorado+ medio plato de ensalada verde.

Merienda: 1 mandarina o 1 naranja + 1 taza de té (de tu preferencia) sin endulzar.

Cena ligera (12 h de ayuno entre cena y desayuno): Wrap relleno de ensalada de aguacate con vegetales picaditos y pechuga de pollo dentro. Antes de dormir un delicioso té de tilo con manzanilla para liberar el estrés. ¡Es súper rico!

VIERNES

Frase del día: *Los límites como los miedos, son solo una ilusión.*

Al despertar, agua alcalina Agua con limón y/o con vinagre de sidra de manzana.

Desayuno: Batido verde (recién hecho y en ayunas) ó guineos verdes con huevos revueltos y aguacate.

Merienda: ½ taza de fresas o de melón + 1 taza de té (de tu preferencia) sin endulzar.

Almuerzo: Filete de Dorado u otro pescado + aguacate+ medio plato de ensalada verde o vegetales al grill.

Merienda: 1 taza de lechosa ó 1 taza de fresas + 1 taza de té (de tu preferencia) sin endulzar.

Cena ligera (12 h de ayuno entre cena y desayuno): Un ají o un tomate grande relleno por dentro de ensalada de atún o de cualquier ensalada. Acompañado de un rico té de manzanilla o tilo sin azúcar. ¡Sabe buenísimo!

SÁBADO

Frase del día: *El Fracaso vence a los perdedores e Inspira a los Ganadores.*

Al despertar, agua alcalina: Agua con limón y/o con vinagre de sidra de manzana.

Desayuno: Batido verde (recién hecho y en ayunas) o batata con huevo hervido y cebolla por encima.

Merienda: 1 fruta o 1 vaso de agua de coco + 1 taza de té (de tu preferencia) sin endulzar.

Almuerzo: Arroz integral con legumbres y ensalada de quínoa o de granos+ medio plato de ensalada verde o vegetales al grill.

Merienda: 1 vaso de agua de coco sin azúcar o una fruta + 1 taza de té (de tu preferencia) sin endulzar.

Cena ligera (12 h de ayuno entre cena y desayuno): Deliciosa crema de espinacas o crema de brócoli acompañada de berenjenas. ¡Te encantará!

DOMINGO

Frase del día: *Ámate y Acéptate tal cual como eres.*

Al despertar, agua alcalina: Agua con limón y/o con vinagre de sidra de manzana.

Desayuno: Batido verde (recién hecho y en ayunas) o coloque unas rodajas de batata dulce cruda en la tostadora a calentar (así mismo como si fuese una rodaja de pan) y luego de retirar coloque por encima un poco de aguacate o guacamole. Es muy rico y fácil.

Merienda: 1 mandarina o 1 Naranja + 1 taza de té (de tu preferencia) sin endulzar.

Almuerzo: 100 gr de pechuga de pollo picada dentro de medio plato de ensalada o vegetales al grill + taza de lentejas o gandules.

Merienda: 1 fruta de temporada ó un vaso con agua de coco + 1 taza de té (de tu preferencia) sin endulzar.

Cena ligera (12 h de ayuno entre cena y desayuno): Ensalada de rúcula, fresas, nueces, aceitunas negras, aceite de oliva extra virgen y si deseas aderezo de yogurt griego. ¡Recuerda! Antes de dormir té de valeriana y/o lavanda. ¡Sabrá delicioso!

Nutrinotas:

- La salud no tiene que ver con actos, sino con hábitos. Los hábitos que se vuelven rutina y costumbre como cepillarte o bañarte, son los que a largo plazo definen lo que eres y no los actos aislados que haces esporádicamente.

- Es mucho más relevante mejorar lo que hacemos día a día que enfocarnos en aquello que hacemos en fechas especiales.

- El camino no es recto, tiene curvas. No te exijas que el proceso sea lineal.

- Mañana será otro día y vuelve a salir el sol.

- Agrega gotas de aceite esencial de lavanda en la almohada, utiliza ondas rife para dormir y deja el celular fuera de la habitación.

- Trata de que la orina esté transparente, pues mientras esté amarilla hay deshidratación.

- Estar sanos no es una talla, es un estilo de vida. Deja de compararte y olvida tu obsesión con el peso y la balanza, eres más que un número.

Y como no solo nos alimentamos de comida, en este capítulo te invito a escuchar la canción *"Can't Stop the Feeling!" de Justin Timberlake* para que también nutras tu alma.

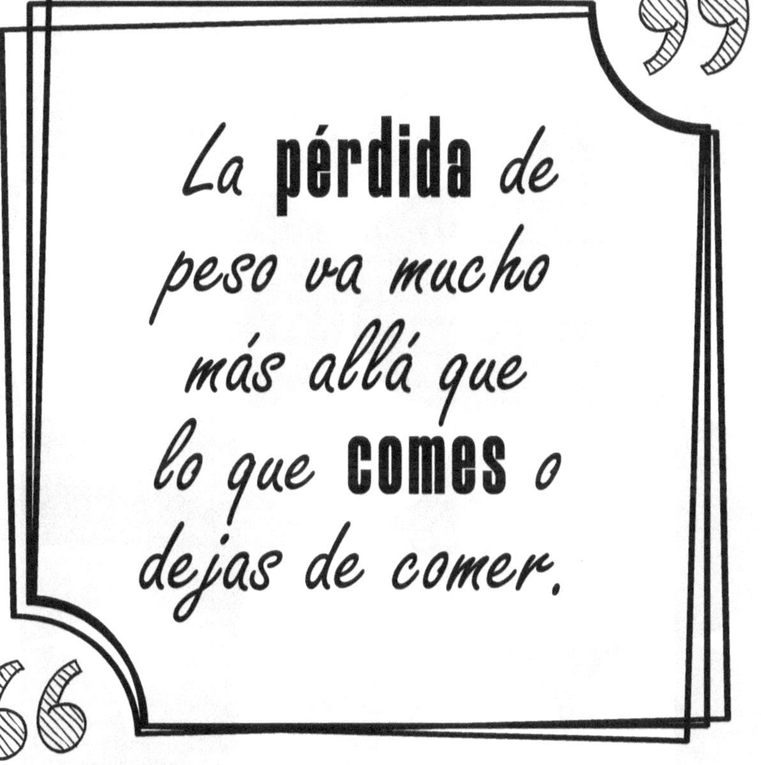
La **pérdida** de peso va mucho más allá que lo que **comes** o dejas de comer.

CAPÍTULO

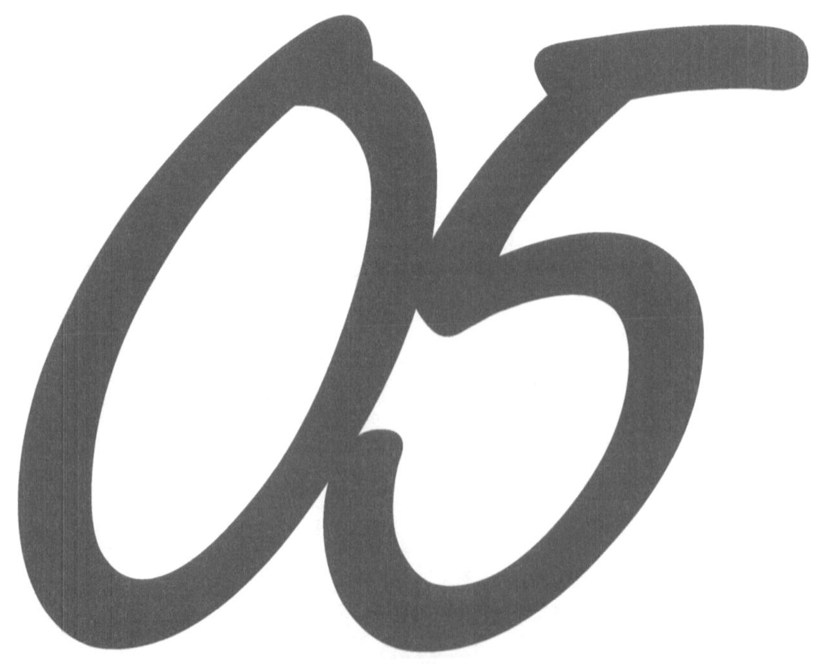

Todo comienza con una lista de compras saludable

Realizar la compra es el primer paso para hacer cambios en la alimentación, pues a fin de cuentas te comes lo que tienes en tu cocina en la mayoría de los casos. El primer paso para la compra es revisar lo que tienes en la cocina y si ves que lo que tienes te permite hacer un menú para varios días, agota primero todo lo que tengas. Por temas de ahorro y sostenibilidad, es lo más conveniente incluso para tu bolsillo y presupuesto.

Luego de que has dado ese primer paso, entonces haz tu lista de compras, ya sea en base a los ingredientes de los menús que te he adjuntado en cada capítulo o al plan alimentario que te has preparado y apégate a dicha lista sin tomar en cuenta ofertas ni especiales de productos insanos.

La mayor parte de lo que coloques en tu carrito de compras debe tener cáscaras y no empaques preferiblemente. Siempre es mucho mejor pelar, que quitar fundas y los alimentos provenientes de la tierra deben predominar en tu cocina porque tu cuerpo siempre te agradecerá a corto y largo plazo optar por lo natural. La naturaleza es sabia y nos provee lo que necesitamos.

Luego de que ya has hecho todo esto, es súper importante que leas primero cada producto antes de insertarlo en el carrito de compras para que sepas lo que te estás llevando y estés consciente de lo que está entrando a tu cuerpo.

¿Cómo?

1

Sabiendo que los ingredientes están ubicados en orden de mayor a menor.

Es decir, que el que se menciona en primer lugar en la lista es el que tiene en mayor concentración el producto, entonces, en este caso sí aplica el enunciado de que el orden de los factores altera el producto. Por eso, es tan relevante que al menos entiendas los primeros y no necesariamente todos.

Procura que el endulzante, la harina, la sal o el aceite no estén dentro de los primeros 3 ingredientes.

Recuerda que el azúcar también se encuentra en forma natural en los alimentos como frutas y vegetales.

Nutritip: No necesitas agregar más endulzante a nada y que algo diga que no contiene azúcar añadida no significa que realmente el producto esté libre de azúcares.

2

Light no significa saludable; light solo significa que contiene 25% o 30% menos de calorías que su versión normal.

¡No te quedes en la etiqueta frontal! ¡Ve más allá!

Ve directo al listado de ingredientes que, aunque esté en letras pequeñitas y casi escondidito tiene la información más útil para tener la certeza de que estás eligiendo lo mejor.

Nutritip: Consumir más productos light no significa que estás comiendo más sano ni que todo lo que tenga esta etiqueta lo sea.

3

Un alimento se considera saludable si contiene menos de 3 ingredientes (algunos textos dicen si contiene menos de 5).

Aunque... Los alimentos más saludables siquiera tienen etiqueta sino cáscara; yo me quedaría con la idea básica que es "mientras menos ingredientes mejor".

Nutritip: Prefiere los alimentos que contengan por lo menos 3 gr de fibra por porción.

Los azúcares y grasas dañinas están disfrazados en la mayoría de los casos.

4

El azúcar tiene más de 62 nombres, algunos de ellos son: jarabe de maíz de alta fructosa, edulcorantes artificiales, fructosa, néctar de agave y acesulfame. Evítalos y aún más los edulcorantes artificiales que debilitan tu sistema inmune.

Nutritip: Escoge alimentos que contengan menos de 5 gramos de azúcar en 100 gr de un alimento sólido, o menos de 2.5 gr de azúcar en 100 ml de una bebida.

Sin calorías significa menos de 5 calorías por porción, no necesariamente que no contiene calorías

5

... y además las calorías no se ponen por el total del producto sino por ración, así que no te confíes. Tienes que multiplicar la cantidad de calorías que dice que tiene por la cantidad de raciones que trae el empaque.

Nutritip: "Sin calorías" no significa saludable.

Lo más importante que hay que recordar sobre las etiquetas, es que lo más sano es evitar alimentos que las contengan y preferir aquellos que tienen cáscaras en vez de envases.

Come más de la naturaleza y menos de un empaque, así comenzarás a contar nutrientes y no calorías.

Luego de tener todo esto claro y tener las bases necesarias para hacer una compra saludable, da igual si sigues un menú o no porque si lo que tienes en casa es saludable lo que sea que elijas para comer entonces será sano.

Pero como sé que te gusta tener ideas y opciones aquí te adjunto otro menú saludable para que escojas y sigas según tu estilo de vida (por ejemplo puedes quitar las carnes si eres vegano o vegetariano y sustituir por proteínas de origen vegetal que es lo que hago yo ya que no me gusta la carne).

LUNES

Frase del día: *No dejes que, dentro de un año, te arrepientas de no haber empezado hoy.*

Al despertar, agua alcalina: Agua con limón y/o con vinagre de sidra de manzana.

Desayuno: Batido verde (recién hecho y en ayunas) oauyama con cebolla, huevos y aguacate.

Merienda: 1 guineo maduro ó una taza de lechosa + 1 taza de té de jengibre, canela o menta sin endulzar.

Almuerzo: Tilapia o chillo +medio plato de ensalada verde o vegetales al grill + taza de garbanzos o habichuelas.

Merienda: 1 vaso con agua de coco sin azúcar o 1 fruta + 1 taza de té (de tu preferencia) sin endulzar.

Cena ligera (12 h de ayuno entre cena y desayuno): Ensalada Capresa. (Encuentra las recetas en mis redes sociales @rayodesalud o en mi web www.rayodesalud.do)

¡Recuerda! antes de ir a la cama un té de tilo, de manzanilla, de lavanda o de valeriana.

MARTES

Frase del día: *No te estreses, el día siempre tendrá 24 horas.*

Al despertar, agua alcalina: Agua con limón y/o con vinagre de sidra de manzana.

Desayuno: Batido verde (recién hecho y en ayunas) ó guineo verde con huevo a la plancha (sin aceite) y aguacate, o Avena.

Merienda: 1 taza de sandía o de melón + 1 taza de té de jengibre, canela o menta sin endulzar.

Almuerzo: Berenjena + medio plato de ensalada verde o vegetales al grill + taza de lenteja o garbanzos.

Merienda: 1 vaso con agua de coco sin azúcar o una manzana + 1 taza de té (de tu preferencia) sin endulzar.

Cena ligera (12 h de ayuno entre cena y desayuno): Casabe integral con pesto y pico de gallo. (Recetas en mis redes sociales @rayodesalud o en mi web www.rayodesalud.do)

MIÉRCOLES

Frase del día: *No se trata de ser mejor que otros, sino de ser mejor que la persona que eras.*

Al despertar, agua alcalina: Agua con limón y/o con vinagre de sidra de manzana.

Desayuno: Batido verde (recién hecho y en ayunas) o yautía/plátano con huevo hervido y cebolla por encima, o Avena.

Merienda: 1 pera o 1 taza de lechosa + 1 taza de té de jengibre, canela o menta sin endulzar.

Almuerzo: 1 batata horneada con 100 gr de pescado al horno o a la plancha + medio plato de ensalada verde o vegetales al grill.

Merienda: 1 vaso con agua de coco o una taza de piña + 1 taza de té (de tu preferencia) sin endulzar.

Cena ligera (12 h de ayuno entre cena y desayuno): Wraps rellenos de ensalada o vegetales.

(Recetas en mis redes sociales @rayodesalud o en mi web www.rayodesalud.do) ¡Recuerda! Antes de ir a la cama un té de tilo, de manzanilla, de lavanda o de valeriana.

JUEVES

Frase del día: *La diferencia entre ordinario y extraordinario es ese poco de más.*

Al despertar, agua alcalina: Agua con limón y/o con vinagre de sidra de manzana.

Desayuno: Batido verde (recién hecho y en ayunas) o ñame/yautía con huevos revueltos y aguacate.

Merienda: 1 taza de melón o 1 mandarina + 1 taza de té de jengibre, canela o menta sin endulzar.

Almuerzo: Plátano maduro o verde al horno + pescado+ medio plato de ensalada verde o vegetales al grill.

Merienda: 1 taza de sandía o una taza de lechosa + 1 taza de té (de tu preferencia) sin endulzar.

Cena ligera (12 h de ayuno entre cena y desayuno): Ensalada de hojas verdes como kale, lechuga, rúcula, etc. y pesto o aguacate de topping por encima. (Recetas en mis redes sociales @rayodesalud o en mi web www.rayodesalud.do) ¡Recuerda! Antes de ir a la cama un té de tilo, de manzanilla, de lavanda o de valeriana.

VIERNES

Frase del día: *Encuentra una buena razón para todo lo que haces.*

Al despertar, agua alcalina: Agua con limón y/o con vinagre de sidra de manzana.

Desayuno: Batido verde (recién hecho y en ayunas) o yuca con cebolla, huevo y aguacate, o Avena.

Merienda: 1 taza de lechosa o una naranja + 1 taza de té de jengibre, canela o menta sin endulzar.

Almuerzo: Ensalada de granos o ensalada de quinoa acompañada de filete de dorado + medio plato de ensalada verde o vegetales al grill.

Merienda: 1 vaso con agua de coco o una manzana + 1 taza de té (de tu preferencia) sin endulzar.

Cena ligera (12 h de ayuno entre cena y desayuno): 1 burrito integral o con vegetales frescos de relleno (El burrito no es de harina, es de una hoja grande de lechuga o espinaca como sustituto de la tortilla). ¡Recuerda! Antes de ir a la cama un té de tilo, de manzanilla, de lavanda o de valeriana.

SÁBADO

Frase del día: *Piensa en tu legado, porque lo estás escribiendo todos los días.*

Al despertar, agua alcalina: Agua con limón y/o con vinagre de sidra de manzana.

Desayuno: Batido verde (recién hecho y en ayunas) o víveres con huevo, cebolla y aguacate.

Merienda: 1 taza de lechosa o de otra fruta + 1 taza de té de jengibre, canela o menta sin endulzar.

Almuerzo: Salmón y 1 taza de gandules + medio plato de ensalada verde o vegetales al grill.

Merienda: 1 taza de melón o 1 taza de lechosa + 1 taza de té (de tu preferencia) sin endulzar.

Cena ligera (12 h de ayuno entre cena y desayuno): Crema de auyama: (pica ajo, ají, cebolla, cilantro, orégano y puerro con ½ cucharada de aceite de oliva extra virgen a fuego lento, luego añade la auyama y deja hervir con 2 vasos de agua y un poco de nuez moscada). ¡Recuerda! Antes de ir a la cama un té de tilo, de manzanilla, de lavanda o de valeriana.

DOMINGO

Frase del día: *Nada es difícil si lo divides en pequeños pasos.*

Al despertar, agua alcalina: Agua con limón y/o con vinagre de sidra de manzana.

Desayuno: Batido verde (recién hecho y en ayunas) o auyama/yuca con huevos y aguacate.

Merienda: 1 taza de melón o de piña + 1 taza de té jengibre, canela o menta sin endulzar.

Almuerzo: Pasta integral con coliflor al ajillo dentro y ensalada verde o vegetales al grill dentro de la pasta picados (siempre que se consuma pasta es integral y lleva vegetales dentro).

Merienda: Yogurt natural o media taza de fresas + 1 taza de té (de tu preferencia) sin endulzar.

Cena ligera (12 h de ayuno entre cena y desayuno): Ensalada de rúcula, fresas, nueces, aceitunas negras, aceite de oliva o aderezo de yogurt griego. ¡Recuerda! Antes de ir a la cama un té de tilo, de manzanilla, de lavanda o de valeriana.

Nutrinotas:

- La mayor parte de lo que incluyas en tu carrito de compras preferiblemente debe tener cáscaras y no empaques.

- Es súper importante que leas primero cada producto antes de insertarlo en el carrito de compras para que sepas lo que te estás llevando.

- Que algo diga que no contiene azúcar añadida no significa que realmente el producto esté libre de azúcares.

- Light no significa saludable.

- Los ingredientes están ubicados en orden de mayor a menor.

- Las calorías no se ponen por el total del producto sino por ración.

Y como no solo nos alimentamos de comida, en este capítulo te invito a escuchar la canción *"Color Esperanza" de Diego Torres* para que también nutras tu alma.

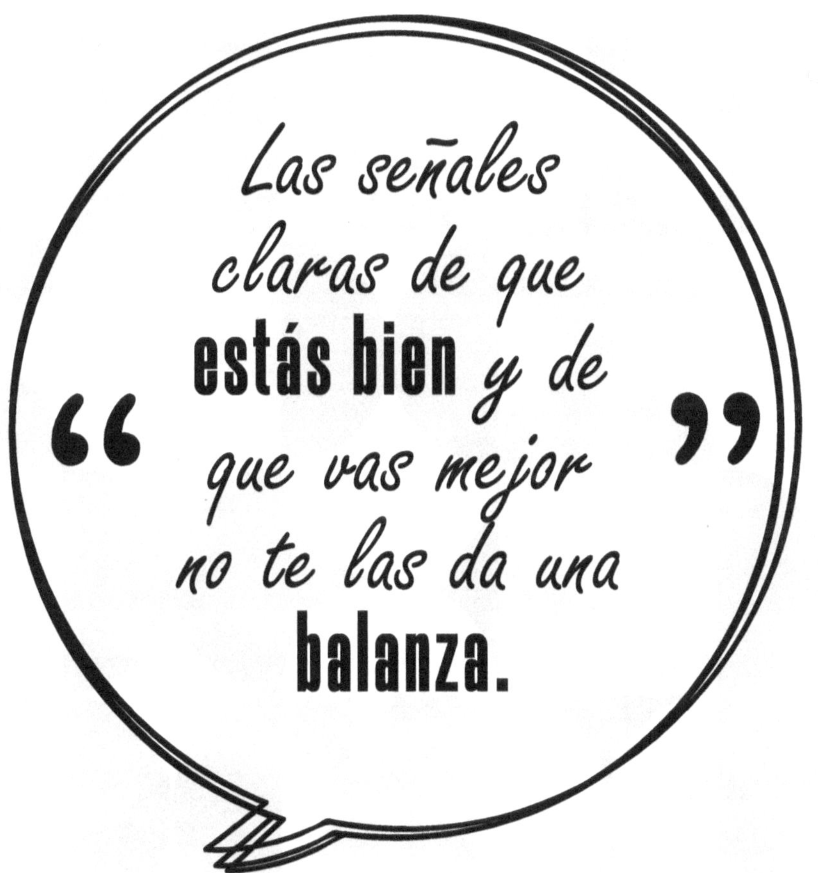

Las señales claras de que estás bien y de que vas mejor no te las da una balanza.

CAPÍTULO

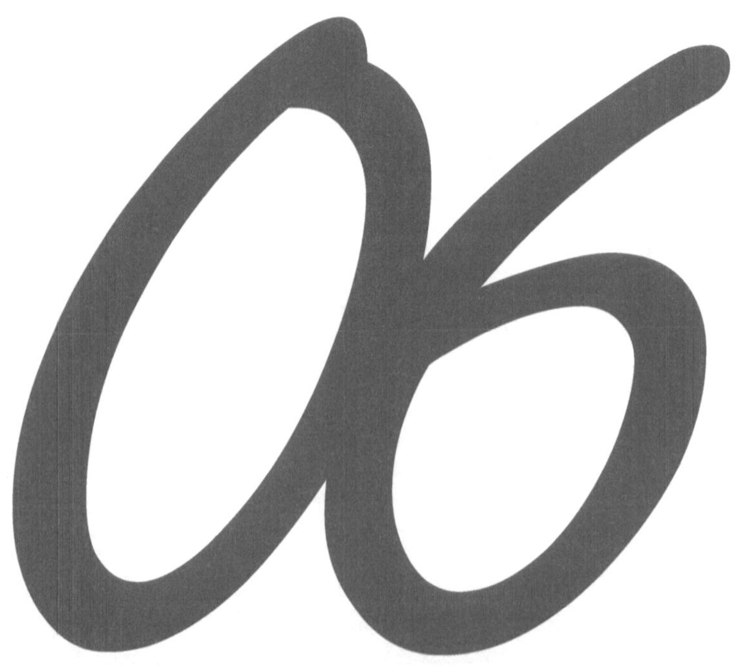

Comer saludable, incluso fuera de casa

Comer fuera de casa o pedir *delivery* y a la vez comer sano puede ser todo un desafío, así que te voy a compartir las claves que debes tomar en cuenta para ello; ya sea para restaurantes o si vas en avión. Toma en cuenta que la comida casera es siempre la mejor opción por el hecho de que está más fresca, recién hecha y conoces bien los ingredientes que has utilizado, pero como eso no siempre está dentro de las posibilidades, veamos los puntos a tomar en cuenta para comer fuera de casa:

1. **Evita tomarte las calorías y más aún si son calorías vacías.**

Las calorías vacías son aquellas que no te aportan vitaminas, ni minerales, ni nutrientes, ni antioxidantes, y por consiguiente las debes evitar a toda costa porque posiblemente tampoco te aportan saciedad. Prefiere pedir agua y deja esas calorías para el plato principal.

2. **Para beber puedes ordenar agua mineral.**

También té u otras bebidas sin azúcar. (Y ojo, tomando en cuenta que «sin azúcar» no significa que sea saludable).

3. No llegues con hambre al sitio, come algo antes de salir de casa.

No es lo mismo entrar al rico olor de un restaurante sintiendo saciedad que con el estómago vacío.

4. Cuidado con el tipo de ensalada.

Pedir ensaladas pensando que es una opción más sana, pero con un aderezo que tiene más calorías que una pasta, sí, puede pasar… Solicita que te pongan el aderezo por separado para que controles las cantidades que le agregas, y si no pues, aceite de oliva con limón y listo.

5. Para que tu comida sea baja en calorías.

Ordena platos al vapor, a la plancha o a la parrilla, en lugar de fritos. No tan solo importa lo que pides, sino la forma de cocción y más aún en los restaurantes, que los platos suelen estar preelaborados así que no hay que echarle más leña al fuego.

6. Comienza con ensalada o verduras si vas a pedir entrada.

Aunque entiendo que con un plato principal basta, pero si vas a añadir entradas prefiere verduras y/o alimentos provenientes de la tierra.

7. Elige la guarnición más saludable.

Las guarniciones más comunes suelen ser tostones, papas fritas y vegetales al grill y entre las tres la opción más sana serían los vegetales. Créeme, estos pequeños detalles a largo plazo hacen la gran diferencia.

8. Descarta la canasta de pan con mantequilla.

Quítala de una vez o pide al mesero que ni la coloque, porque luego que sientas ese rico olor del pan tostado calientito, quizás no seas tan fuerte como para resistirte.

9. Sin salsas ni aderezos cremosos.

Una pechuga a la plancha o un buen pescado podría ser una buena opción si eres de los que consume carnes, pero al momento en que pides la pechuga a la crema o el pescado con una salsa, cambia todo.

Por esos detalles que crees insignificantes es que recibo tantos pacientes en consulta preguntándome el por qué a pesar de "comer sano" no logran perder peso.

10. Pide las versiones pequeñas, comparte o pide para llevar.

No hay que dejar el plato vacío para levantarse de la mesa. Conecta con tu cuerpo y cuando te envíe la sensación de saciedad, hazle caso a la señal. La sensación de saciedad puede tardar 20 minutos así que para sentirla debes comer despacio.

11. Huye de los *refills*.

En definitiva, comer saludable fuera de casa es fácil, y teniendo en cuenta que cada vez lo hacemos más, no hay que descuidar nuestra alimentación. Variar, equilibrar y disfrutar de lo que comemos, en casa, en el restaurante o en la oficina y nuestra salud nos lo agradecerá.

Y si viajas en avión...

1	Dile adiós a los snacks y a la comida que ahí ofrecen, generalmente contienen muchas calorías. Para no caer en la tentación, antes de llegar al aeropuerto come algo saludable y lleva contigo una botella con agua. Si tienes antojo toma un poco, de esta forma te sentirás satisfecho/a y evitarás los antojos.
2	Si tu viaje es de negocios y tienes muchos eventos como comidas, cócteles, etc. busca los menús bajos en calorías y evita lo más posible el consumo de alcohol.
3	En la mayoría de los hoteles hay gimnasio o spa, aprovecha la oportunidad para continuar tu rutina de ejercicios.
4	Si tu viaje es a la playa o montaña, aprovecha los paisajes, para mantenerte en forma al aire libre.
5	Los viajes son un buen pretexto para los excesos; sin embargo, trata de medir tu consumo de calorías, puedes darte un gusto, pero en pequeñas porciones.

Ah y muy importante: disfruta, relájate y come masticando despacio.

Y como obviamente comer fuera no es la primera opción ni algo para hacer todos los días, aquí te adjunto otro menú, recordándote otra vez que aquí solo te estoy compartiendo opciones saludables para que tengas ideas de platos sanos, pero no para que sigas los planes alimentarios al pie de la letra. Incluso, puedes combinar uno con otro y hacer el tuyo propio ajustándolo a tus necesidades actuales y a los requerimientos que tengas en este momento.

LUNES

Frase del día: *Somos lo que hacemos día a día, la excelencia no es un acto, es un hábito.*

Al despertar, agua alcalina: Agua con limón y/o con vinagre de sidra de manzana.

Desayuno: Batido verde (recién hecho y en ayunas) ó1 cucharada sopera de avena integral en hojuelas con manzana u otra fruta picada dentro, preparada con leche de almendras, clavos, canela y nuez moscada.

Merienda: ½ taza de frutas + una taza de té verde sin azúcar.

Almuerzo: 1 guineo verde con una porción de pechuga a la plancha o pescado + medio plato de ensalada verde o vegetales al grill.

Merienda: 1 manzana pequeña + 1 taza de té verde con limón.

Cena ligera (12 h de ayuno entre cena y desayuno): Ensalada de rúcula, fresas, nueces, aceitunas y aderezo de pesto casero acompañado de salmón u otro pescado.

¡Recuerda! Antes de ir a la cama un té de tilo, de manzanilla, de lavanda o de valeriana.

MARTES

Frase del día: *Te darás cuenta de que lo que hoy parece un sacrificio, mañana será tu mayor logro.*

Al despertar, agua alcalina: Agua con limón y/o con vinagre de sidra de manzana.

Desayuno: Batido verde (recién hecho y en ayunas) ó 1 guineo verde/ batata con omelette de huevos criollos y vegetales picados dentro.

Merienda: ½ taza de piña o un vaso de agua de coco sin azúcar + 1 taza de té (de tu preferencia) sin endulzar.

Almuerzo: Vegetales al grill o al vapor y taza de legumbres con salmón o chillo.

Merienda: 1 pera pequeña + 1 taza de té verde con limón.

Cena ligera (12 h de ayuno entre cena y desayuno): 50 gr de pechuga de pollo o de pavo con medio plato de vegetales a la plancha. ¡Recuerda! Antes de ir a la cama un té de tilo, de manzanilla, de lavanda o de valeriana.

MIÉRCOLES

Frase del día: *Actúa o acepta.*

Al despertar, agua alcalina: Agua con limón y/o con vinagre de sidra de manzana.

Desayuno: Batido verde (recién hecho y en ayunas) ó 1 taza de avena natural en hojuelas (no instantánea) con pedacitos de frutas picadas dentro. También puedes agregar canela.

Merienda: 1 taza de sandía o melón + 1 taza de té (de tu preferencia) sin endulzar.

Almuerzo: 1 porción de Pechuga de pollo o salmón con una taza de crema de vegetales + medio plato de ensalada verde o vegetales al grill.

Merienda: 1 vaso con agua de coco sin azúcar + 1 taza de té (de tu preferencia) sin endulzar.

Cena ligera (12 h de ayuno entre cena y desayuno): 50 gr de berenjenas con medio plato de vegetales al vapor.

¡Recuerda! Antes de ir a la cama un té de tilo, de manzanilla, de lavanda o de valeriana.

JUEVES

Frase del día: *Si no luchas por lo que quieres no te lamentes por lo que pierdes.*

Al despertar, agua alcalina: Agua con limón y/o con vinagre de sidra de manzana.

Desayuno: Batido verde (recién hecho y en ayunas) ó 1 plato de frutas con yogurt natural.

Merienda: 1 mandarina o 1 naranja + 1 taza de té (de tu preferencia) sin endulzar.

Almuerzo: Tuna o filete de dorado+ medio de ensalada de lechuga y rúcula, tomates cherry acompañadade aguacate y cebollas por encima.

Merienda: ½ taza de yogurt con canela o un vaso de agua de coco sin azúcar + 1 taza de té (de tu preferencia) sin endulzar.

Cena ligera (12 h de ayuno entre cena y desayuno): Medio plato de Ensalada de tomates y pepino con 50 gr de atún fresco. ¡Recuerda! Antes de ir a la cama un té de tilo, de manzanilla, de lavanda o de valeriana.

VIERNES

Frase del día: *Sigue tus sueños y nunca te des por vencido.*

Al despertar, agua alcalina: Agua con limón y/o con vinagre de sidra de manzana.

Desayuno: Batido verde (recién hecho y en ayunas) o huevo hervido con un guineíto verde/ñame y un poco de cebolla y aguacate.

Merienda: Una taza de fresas o cerezas + 1 taza de té (de tu preferencia) sin endulzar.

Almuerzo: Medio plato de verduras al vapor y berenjenas + ensalada de granos o de quinoa.

Merienda: 1 manzana pequeña +1 taza de té verde con limón.

Cena ligera (12 h de ayuno entre cena y desayuno): 50 gr de pechuga de pollo o berenjenas con ají morrón de colores picados. ¡Recuerda! Antes de ir a la cama un té de tilo, de manzanilla, de lavanda o de valeriana.

SÁBADO

Frase del día: *Si te lo propones, en la vida todo es alcanzable.*

Al despertar, agua alcalina: Agua con limón y/o con vinagre de sidra de manzana.

Desayuno: Batido verde (recién hecho y en ayunas) o ñame/yautía con cebolla, aguacate y huevo.

Merienda: 1 taza de sandía o melón + 1 taza de té (de tu preferencia) sin endulzar.

Almuerzo: 100 gr de pescado o berenjena asada + medio plato de ensalada verde o grill de tomate, pepino y zucchini.

Merienda: 1 vaso con agua de coco sin azúcar o 1 fruta + 1 taza de té (de tu preferencia) sin endulzar.

Cena ligera (12 h de ayuno entre cena y desayuno): Atún con medio plato de ensalada de lechuga, zucchini y ajíes.

¡Recuerda! Antes de ir a la cama un té de tilo, de manzanilla, de lavanda o de valeriana.

DOMINGO

Frase del día: *Si estás cansado de volver a comenzar deja de rendirte.*

Al despertar, agua alcalina: Agua con limón y/o con vinagre de sidra de manzana.

Desayuno: Batido verde (recién hecho y en ayunas) o un omelette hecho de 1 huevo batido con vegetales, acompañado de un guineo verde o un pedazo de yautía.

Merienda: ½ taza de lechosa o melón + 1 taza de té (de tu preferencia) sin endulzar.

Almuerzo: Libre, aprendiendo un estilo de vida diferente.

Merienda: 1 taza de té verde con canela y menta sin azúcar.

Cena ligera (12 h de ayuno entre cena y desayuno): Proteína magra con medio plato de ensalada de lechuga, tomate, pepino y pimientos.

¡Recuerda! Antes de ir a la cama un té de tilo, de manzanilla, de lavanda o de valeriana.

Nutrinotas:

- Toma en cuenta que la comida casera es siempre la mejor opción por el hecho de que está más fresca, recién hecha y conoces bien los ingredientes que has utilizado.

- Calorías vacías son aquellas que no te aportan vitaminas, ni minerales, ni nutrientes, ni antioxidantes.

- Prefiere verduras y/o alimentos provenientes de la tierra.

- No hay que dejar el plato vacío para levantarse de la mesa.

- Pequeños detalles a largo plazo hacen la gran diferencia.

- Conecta con tu cuerpo y cuando te envíe la sensación de saciedad, hazle caso a la señal.

Y como no solo nos alimentamos de comida, en este capítulo te invito a escuchar la canción *"Vivir Mi Vida" de Marc Anthony* para que también nutras tu alma.

Debes **nutrirte** de mucho más que alimentos y **alimentarte** de mucho más que de comida.

CAPÍTULO

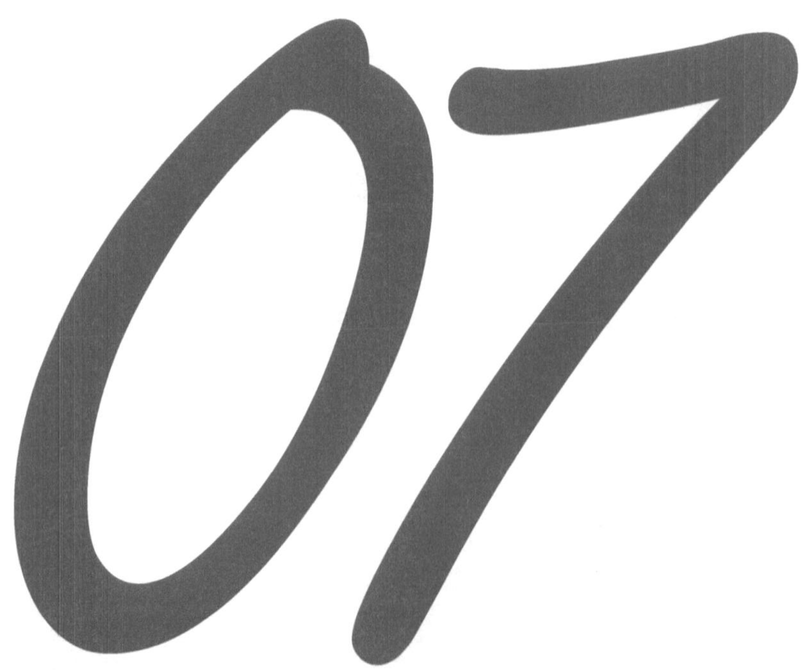

07

Opciones veganas y vegetarianas

En los últimos años el veganismo y el vegetarianismo se han puesto de moda y la tendencia a este tipo de alimentación ha aumentado considerablemente. Cada vez recibo más pacientes en consulta pidiéndome que les prepare los planes alimentarios sin productos animales. No es algo que desaconseje, al contrario; lo promuevo y es el tipo de alimentación que practico el 95% el tiempo; pero, aun así, estemos claros que necesitas visitar a un profesional médico especialista en nutrición si has decidido hacer este cambio, ya que podrías tener deficiencias de B12 y de vitamina D (veo más carencias de vitamina D que de B12 en la consulta realmente, pero ambas son muy importantes).

Entonces, dejando claro que no tendrías por qué tener deficiencias nutricionales por el hecho de disminuir el consumo de productos animales, ni está mal si tomas esa decisión (no existe nada bueno ni malo, si te hace feliz y no le hace daño a nadie haz lo que sientas) y que lo ideal es hacerlo de la mano de un profesional para que te guíe y te oriente al menos al inicio, te dejo algunos puntos a tomar en cuenta si tomas o has tomado esta decisión y un menú semivegetariano por si quieres probar cómo sería hacer dicha transición a una alimentación basada en plantas más que en productos animales.

1. **Controla las porciones,** porque dejar de comer carne para aumentar el consumo de arroz y pastas, en vez de hacerte más saludable y mejorar tu composición corporal lograría el efecto opuesto porque posiblemente ganes peso y lo ganes de grasa.

2. **Toma agua y té**, en vez de jugos y refrescos. Dejar de consumir carne creyendo que por ello estás comiendo más saludable, pero seguir consumiendo azúcares y productos industrializados realmente a fin de cuentas no te hará estar ni sentir mejor de salud, y por consiguiente, no podrás apreciar los beneficios de una alimentación basada en plantas.

3. **Elimina azúcar** y con esto me refiero a por lo menos eliminar la añadida, para iniciar. No puedes pensar que estás comiendo más sano porque dejaste de consumir productos animales si igual sigues ingiriendo toxinas por otra vía.

4. **Haz ejercicios,** no vas a perder peso mágicamente por el solo hecho de volverte vegetariano/a. También necesitas moverte para gastar las calorías y para mejorar la composición corporal.

5. **Incluye frutas en las meriendas.** Cambia ese quipe, empanada o galleta de la merienda por una fruta, por agua de coco o por té. Tu cuerpo te lo agradecerá y un té de flor de Jamaica con hielo y unas hojas de menta cuando hace calor, sabe delicioso.

6. **Incluye ensaladas y/o verduras con almuerzo y cena** y si te cuesta comer vegetales puedes infusionar el aceite de oliva del aderezo, con ajo, albahaca, orégano, cebolla y romero y tomará un sabor tan delicioso que ni sentirás que son vegetales lo que estás comiendo.

7. **Si quieres dulce come fruta**, prefiere siempre optar por lo natural, el mango, el guineo y la ciruela son algunas de las frutas más dulces, si de verdad tienes adicción puedes comenzar sustituyendo los postres por estas tres.

Aquí debajo te anexo un menú semivegetariano para que uses de referencia, pero en esencia, lograr el control de peso es una cuestión de alimentación balanceada y ejercicios regulares, comas carne o no y sin importar el tipo de alimentación que prefieras llevar.

El mejor consejo que te puedo dar es que inviertas un poco en tu salud, porque a la larga te costará menos.

LUNES

Frase del día: *No comas menos, come mejor.*

Al despertar, agua alcalina: Agua con limón y/o con vinagre de sidra de manzana.

Desayuno: Batido verde (recién hecho y en ayunas) ó guineos verdes/batata con huevos revueltos o hervidos.

Merienda: 1 manzana pequeña u otra fruta + 1 taza de té (de tu preferencia) sin endulzar.

Almuerzo: 100 gr de pechuga de pollo + medio plato de ensalada verde o vegetales al grill.

Merienda: 1 yogurt o 20 semillas de cajuil + 1 taza de té (de tu preferencia) sin endulzar.

Cena ligera (12 h de ayuno entre cena y desayuno): 1 burrito integral relleno de granos enteros de soya y verduras salteadas. ¡Recuerda! Antes de ir a la cama un té de tilo, de manzanilla, de lavanda o de valeriana.

MARTES

Frase del día: *¡Nunca Tires la toalla, úsala para secar tu sudor y sigue!*

Al despertar, agua alcalina: Agua con limón y/o con vinagre de sidra de manzana.

Desayuno: Batido verde (recién hecho y en ayunas) ó 1 taza de avena integral preparada con leche de almendras sin azúcar y frutas picadas dentro.

Merienda: 1 vaso con agua de coco sin azúcar ó 1 fruta + 1 taza de té (de tu preferencia) sin endulzar.

Almuerzo: 100 gr de pechuga de pollo o huevo + medio plato de ensalada verde o vegetales al grill (aderezo de limón, sal rosada y pimienta).

Merienda: 1 mandarina pequeña o una naranja + 1 taza de té (de tu preferencia) sin endulzar.

Cena ligera (12 h de ayuno entre cena y desayuno): Dos rollos de lechuga rellenos de vegetales. ¡Recuerda! Antes de ir a la cama un té de tilo, de manzanilla, de lavanda o de valeriana.

MIÉRCOLES

Frase del día: *Los grandes logros nacen de grandes sacrificios.*

Al despertar, agua alcalina: Agua con limón y/o con vinagre de sidra de manzana.

Desayuno: Batido verde (recién hecho y en ayunas) o huevo revuelto con tomate y ajíes acompañado de ñame o yautía.

Merienda: 1 naranja pequeña (incluyendo la parte blanca) u otra fruta + 1 taza de té (de tu preferencia) sin endulzar.

Almuerzo: Tofu + medio plato de brócoli y coliflor al vapor (con aderezo de aceite de oliva + cebolla, sal y pimienta).

Merienda: ½ taza de Fresas u 8 uvas + 1 taza de té (de tu preferencia) sin endulzar.

Cena ligera (12 h de ayuno entre cena y desayuno): Tofu a la plancha con vegetales salteados. ¡Recuerda! Antes de ir a la cama un té de tilo, de manzanilla, de lavanda o de valeriana.

JUEVES

Frase del día: *Cuando dejas de soñar dejas de vivir.*

Al despertar, agua alcalina: Agua con limón y/o con vinagre de sidra de manzana.

Desayuno: Batido verde (recién hecho y en ayunas) ó 1 taza de leche de almendras con canela y jengibre + 1 huevo hervido acompañado de plátano u otros víveres.

Merienda: Fruta o un vaso de agua de coco + 1 taza de té (de tu preferencia) sin endulzar.

Almuerzo: 100 gr de soya + medio plato de vegetales (aderezo de cebolla, ajo, sal y pimienta).

Merienda: 1 vaso de agua de coco con hielo, sin azúcar o una taza de blueberries + 1 taza de té (de tu preferencia) sin endulzar.

Cena ligera (12 h de ayuno entre cena y desayuno): Medio plato de ensalada caprese (ensalada de tomates frescos con queso mozzarella y berenjenas por encima). ¡Recuerda! Antes de ir a la cama un té de tilo, de manzanilla, de lavanda o de valeriana.

VIERNES

Frase del día: *Nunca es demasiado tarde.*

Al despertar: Agua con limón y/o con vinagre de sidra de manzana.

Desayuno: Batido verde (recién hecho y en ayunas) o batata con huevo, cebolla y aguacate.

Merienda: 1 manzana pequeña u otra fruta + 1 taza de té (de tu preferencia) sin endulzar.

Almuerzo: Medio plato de verduras al vapor (aderezo de aceite de oliva con vinagre de sidra de manzana, sal rosada y pimienta) + berenjena grande.

Merienda: 1 yogurt ó 20 semillas de cajuil + 1 taza de té (de tu preferencia) sin endulzar.

Cena ligera (12 h de ayuno entre cena y desayuno): 50 gr de pechuga de pollo con medio plato de ensalada verde al gusto. ¡Recuerda! Antes de ir a la cama un té de tilo, de manzanilla, de lavanda o de valeriana.

SÁBADO

Frase del día: *¡Aunque la mente diga "basta", el corazón grita "adelante"!*

Al despertar: Agua con limón y/o con vinagre de sidra de manzana.

Desayuno: Batido verde (recién hecho y en ayunas) o un omelette hecho de 1 huevo batido con espinaca, acompañado de un pedazo de yuca u otro tubérculo.

Merienda: 1 taza de sandías (incluyendo la parte blanca) u otra fruta + 1 taza de té (de tu preferencia) sin endulzar.

Almuerzo: Medio plato de ensalada verde o vegetales al grill con alguna proteína

Merienda: ½ taza de Melón o media taza de sandías + 1 taza de té (de tu preferencia) sin endulzar.

Cena ligera (12 h de ayuno entre cena y desayuno): Ensalada de rúcula, fresas, nueces, aceitunas negras, aceite de oliva y aderezo de yogurt griego. ¡Recuerda! Antes de ir a la cama un té de tilo, de manzanilla, de lavanda o de valeriana.

DOMINGO

Frase del día: *Nada sustituye a la constancia.*

Al despertar, agua alcalina: Agua con limón y/o con vinagre de sidra de manzana.

Desayuno: Batido verde (recién hecho y en ayunas) o pudín de chía y mango.

Preparación: en un frasco mezcla chía con leche de almendras, canela y deja reposar toda la noche. En la mañana, antes de consumir agrega yogurt griego, mango y coco rallado.

Merienda: 1 fruta o un vaso de agua de coco + 1 taza de té (de tu preferencia) sin endulzar.

Almuerzo: 1 plato de vegetales salteados con aderezo de tomillo, páprika, pimienta blanca, cebolla y limón con 100 gr de tofu o soya.

Merienda: ½ taza de lechosa o de melón + 1 taza de té (de tu preferencia) sin endulzar.

Cena ligera (12 h de ayuno entre cena y desayuno): Medio plato de ensalada de tomates frescos y aguacate picados con 50 gr de carne vegana tipo tofu o soya. ¡Recuerda! Antes de ir a la cama un té de tilo, de manzanilla, de lavanda o de valeriana.

Nutrinotas:

- No tendrías por qué tener deficiencias nutricionales por el hecho de disminuir el consumo de productos animales.

- Dejar de comer carne para aumentar el consumo de arroz y pastas en vez de hacerte más saludable y mejorar tu composición corporal lograría el efecto opuesto.

- No vas a perder peso mágicamente por el solo hecho de volverte vegetariano/a.

- Necesitas moverte para gastar las calorías y para mejorar la composición corporal.

- Té de flor de Jamaica con hielo y unas hojas de menta cuando hace calor, sabe delicioso.

- Puedes infusionar el aceite de oliva del aderezo con ajo, albahaca, orégano, cebolla y romero.

- Prefiere siempre optar por lo natural.

Y como no solo nos alimentamos de comida, en este capítulo te invito a escuchar la canción *"Madre Tierra (Oye)" de Chayanne* para que también nutras tu alma.

¡NATURALMENTE SALUDABLE!

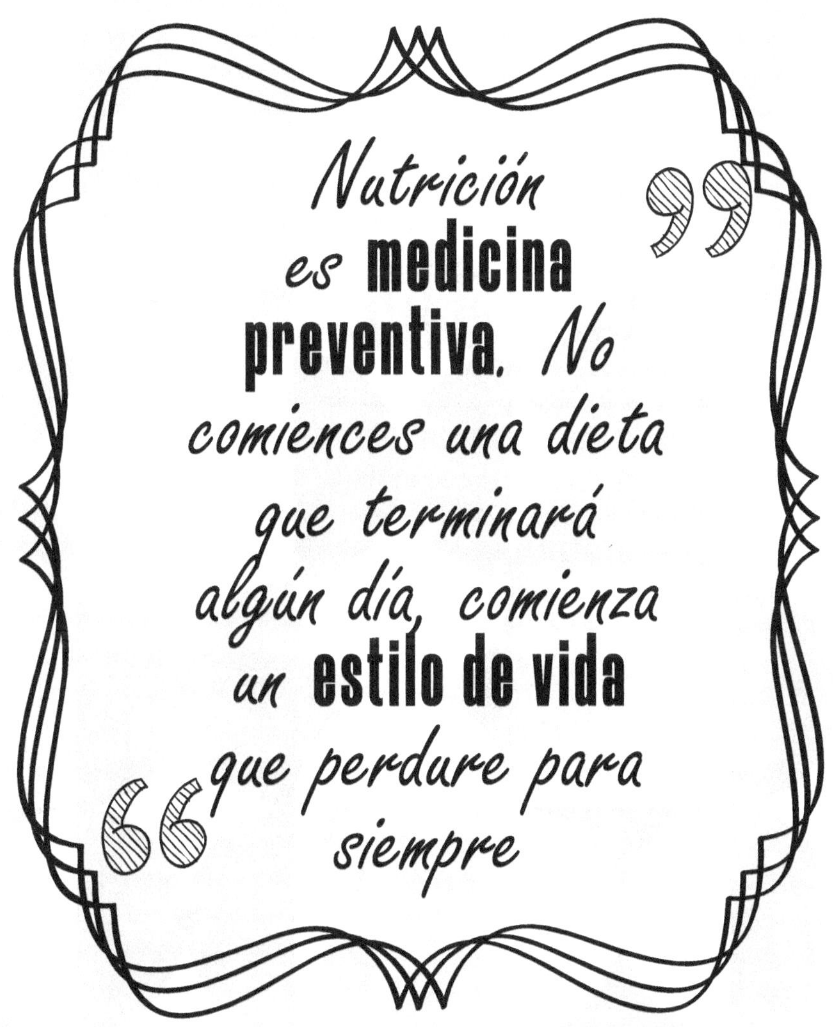

Nutrición es **medicina preventiva**. No comiences una dieta que terminará algún día, comienza un **estilo de vida** que perdure para siempre

CAPÍTULO

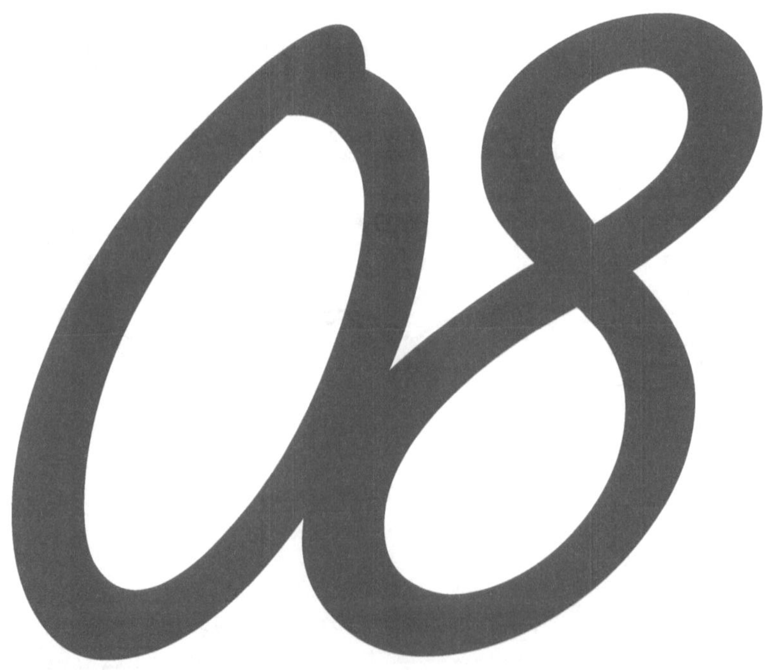

Trucos Infalibles para perder peso rápido y fácil

¿Eres de los que ha hecho de todo y un poco más perder peso? ¿Has hecho todas las dietas que existen más las que todavía ni se han inventado y aun así no logras perder peso?

¿Te has inscrito en todos los gimnasios, has tenido todos los entrenadores y algo más y aun así esa barriguita no desaparece y el abdomen de cuadritos que sueñas quedó ya como una meta para cumplir en la próxima vida porque en esta parece imposible?

Pues te comparto estos trucos infalibles para bajar esa barriga que tanto te fastidia y un menú para que los complementes:

1.   **Controla las porciones y come despacio**

Come muy lento y disfruta la comida como un placer, pero come solo hasta sentir saciedad y detente. ¿Has visto cómo los niños quitan el biberón cuándo ya no quieren más?

Es que nacemos con la capacidad de parar cuando sentimos saciedad. Vuelve a recuperarla y no comas de más.

2. **Una buena porción de ensalada y vegetales cada vez que te sirvas la comida**

Sobre todo a la hora de la cena ya que la misma debe ser ligera y baja en calorías. Olvida los aderezos comerciales cremosos y prepara tu propio pesto, guacamole o hummus en casa si no te gustan las verduras para que así sea más fácil consumirlos.

Pero debes tener claro que esta es la parte no negociable, porque esa cantidad de fibra diaria es indispensable para poder ir al baño todos los días y así bajar el vientre.

3. **Toma suficiente agua y elige sabiamente las bebidas**

Trata de mantenerte consumiendo agua constantemente, así disminuirá tu consumo de otras bebidas. Déjala en un lugar visible para que no se te olvide y olvida las bebidas alcohólicas si de verdad buscas un abdomen plano.

El alcohol tiene muchas más calorías que los hidratos de carbono y las proteínas, y además son calorías vacías sin vitaminas ni nutrimentos que van a detener totalmente el proceso de pérdida de grasa o cualquier otro proceso que se esté llevando a cabo en tu cuerpo.

4. **Evita las grasas saturadas**

No mantequillas, ni mayonesas, ni aderezos cremosos, ni crema de leche, ni leches evaporadas ni condensadas. Cuando te digo evitar grasas trans y grasas saturadas no solo me refiero a que evites freír, también me refiero a aquellas cosas que ya traen su propia grasa, como por un ejemplo un brownie o un cheesecake.

Sé que al principio puede costar hacer esos cambios, pero a medida que vas viendo resultados y te vas enamorando de una nueva y mejorada versión de ti mucho más saludable, te servirá de motivación para continuar.

Recuerda que no se puede perder grasa localizada de manera voluntaria, a menos que te hagas una cirugía.

No, no podrás perder grasa solo del abdomen o de los glúteos a menos que se haga una intervención quirúrgica para quitar grasa específicamente de ese lugar. Así que no inventes haciendo miles de abdominales o poniéndote fajas creyendo que con eso vas a bajar más rápido la grasa del abdomen que eso no funciona así y posiblemente veas resultados mucho más rápidos siguiendo las indicaciones descritas más arriba.

Te adjunto aquí debajo un menú a modo de sugerencia para que tomes ideas de platos saludables.

LUNES

Al despertar, agua alcalina: Agua con limón y/o con vinagre de sidra de manzana.

Desayuno: Batido verde (recién hecho y en ayunas) ó 1 guineo verde con cebolla por encima, huevo y aguacate.

Merienda: 20 almendras o una fruta + 1 taza de té (de tu preferencia) sin endulzar.

Almuerzo: Berenjenas con una taza de vegetales salteados o al vapor y 1 taza de habichuelas.

Merienda: 20 semillas de cajuil + 1 taza de té (de tu preferencia) sin endulzar.

Cena ligera (12 h de ayuno entre cena y desayuno): 2 rollos de lechuga rellenos de vegetales, pesto y guacamole.

¡Recuerda! Antes de ir a la cama un té de tilo, de manzanilla, de lavanda o de valeriana.

MARTES

Al despertar, agua alcalina: Agua con limón y/o con vinagre de sidra de manzana.

Desayuno: Batido verde (recién hecho y en ayunas) ó 1 taza de avena integral hecha con leche de almendras, canela, frutas y nueces.

Merienda: 1 manzana y un vaso de agua de coco + 1 taza de té (de tu preferencia) sin endulzar.

Almuerzo: Ensalada de granos o ensalada de quinoa con pescado a la plancha + medio plato de ensalada verde o vegetales al grill.

Merienda: 20 pistachos y vaso de agua de coco + 1 taza de té (de tu preferencia) sin endulzar.

Cena ligera (12 h de ayuno entre cena y desayuno): Pescado con una taza de vegetales salteados o al vapor. ¡Recuerda! Antes de ir a la cama un té de tilo, de manzanilla, de lavanda o de valeriana.

MIÉRCOLES

Al despertar, agua alcalina: Agua con limón y/o con vinagre de sidra de manzana.

Desayuno: Batido verde (recién hecho y en ayunas) o yautía + huevo y ¼ de aguacate.

Merienda: 20 almendras + 1 taza de té (de tu preferencia) sin endulzar.

Almuerzo: 1 tayota rellena con vegetales y filete de atún + medio plato de ensalada verde o vegetales al grill.

Merienda: 1 fruta de tu preferencia+ 1 taza de té (de tu preferencia) sin endulzar.

Cena ligera (12 h de ayuno entre cena y desayuno): 1 Plato grande de ensalada o de vegetales al grill. ¡Recuerda! Antes de ir a la cama un té de tilo, de manzanilla, de lavanda o de valeriana.

JUEVES

Al despertar, agua alcalina: Agua con limón y/o con vinagre de sidra de manzana.

Desayuno: Batido verde (recién hecho y en ayunas) 02 huevos hervidos con guineo verde/batata.

Merienda: 20 semillas de cajuil + 1 taza de té (de tu preferencia) sin endulzar.

Almuerzo: Berenjena o tayota rellena con tilapia y vegetales.

Merienda: 1 porción de frutas + 1 taza de té (de tu preferencia) sin endulzar.

Cena ligera (12 h de ayuno entre cena y desayuno): 1 mini pizza con base de casabe, con pesto y guacamole por encima. ¡Recuerda! Antes de ir a la cama un té de tilo, de manzanilla, de lavanda o de valeriana.

VIERNES

Al despertar, agua alcalina: Agua con limón y/o con vinagre de sidra de manzana.

Desayuno: Batido verde (recién hecho y en ayunas) o plátano amarillo con huevo a la plancha u omelette.

Merienda: 1 taza de lechosa o melón + 1 taza de té (de tu preferencia) sin endulzar.

Almuerzo: Chillo con una batata pequeña al horno + medio plato de ensalada verde o vegetales al grill.

Merienda: 20 macadamias + 1 taza de té (de tu preferencia) sin endulzar.

Cena ligera (12 h de ayuno entre cena y desayuno): Sopa de vegetales o crema de verduras.

¡Recuerda! Antes de ir a la cama un té de tilo, de manzanilla, de lavanda o de valeriana.

SÁBADO

Al despertar, agua alcalina: Agua con limón y/o con vinagre de sidra de manzana.

Desayuno: Batido verde (recién hecho y en ayunas) ó 1 vaso de leche de almendras hervida con canela, clavos, nuez moscada y avena. Frutas por encima o frutos secos.

Merienda: 1 fruta de tu preferencia + 1 taza de té (de tu preferencia) sin endulzar.

Almuerzo: Salmón + medio plato de ensalada verde o vegetales al grill (aderezo de aceite de oliva extra virgen, albahaca y sal rosada).

Merienda: 1 vaso de agua de coco con fruta + 1 taza de té (de tu preferencia) sin endulzar.

Cena ligera (12 h de ayuno entre cena y desayuno): Casabe con guacamole y pesto por encima. ¡Recuerda! Antes de ir a la cama un té de tilo, de manzanilla, de lavanda o de valeriana.

DOMINGO

Al despertar, agua alcalina: Agua con limón y/o con vinagre de sidra de manzana.

Desayuno: Batido verde (recién hecho y en ayunas) o yuca + huevo y ¼ de aguacate.

Merienda: 1 vaso de agua de coco con fruta + 1 taza de té (de tu preferencia) sin endulzar.

Almuerzo: Vegetales al grill con pescado y taza de habichuelas o de guandules.

Merienda: Fruta de tu preferencia + 1 taza de té (de tu preferencia) sin endulzar.

Cena ligera (12 h de ayuno entre cena y desayuno): Ensalada verde con 4 onzas de pescado.

¡Recuerda! Antes de ir a la cama un té de tilo, de manzanilla, de lavanda o de valeriana.

Nutrinotas:

- Prepara tu propio pesto, guacamole o hummus en casa si no te gustan las verduras para que así sea más fácil consumirlas.

- La fibra diaria es indispensable para poder ir al baño todos los días y así bajar el vientre.

- Olvida las bebidas alcohólicas si de verdad buscas un abdomen plano.

- El alcohol tiene muchas más calorías que los hidratos de carbono y las proteínas y son calorías vacías sin vitaminas ni nutrimentos.

- A medida que vas viendo resultados y te vas enamorando de una nueva y mejorada versión de ti mucho más saludable, te servirá de motivación para continuar.

- No podrás perder grasa solo del abdomen o de los glúteos a menos que se haga una intervención quirúrgica para quitar grasa específicamente de ese lugar.

Y como no solo nos alimentamos de comida, en este capítulo te invito a escuchar la canción *"Ella" de Bebe* para que también nutras tu alma.

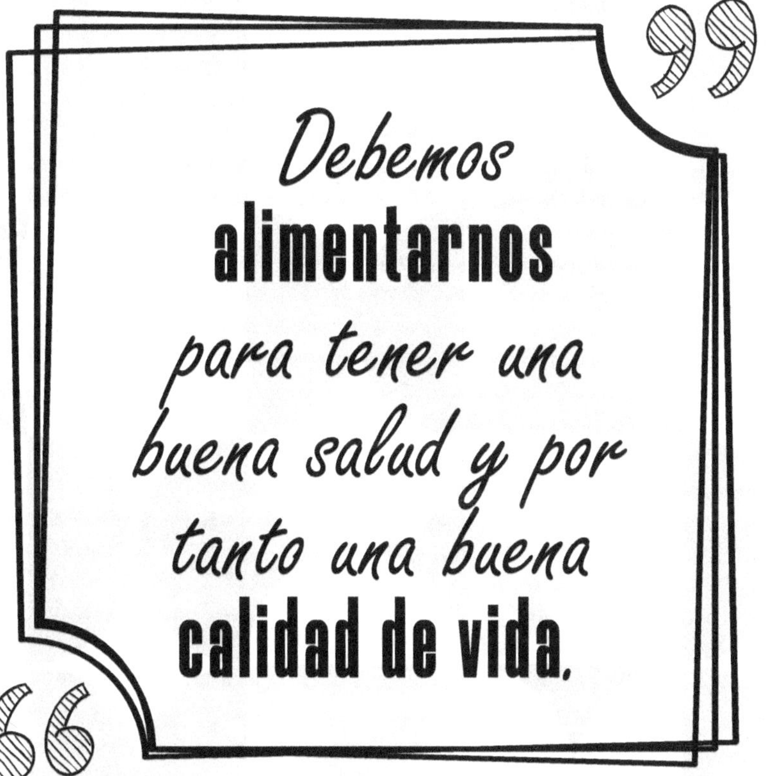

Debemos
alimentarnos
para tener una
buena salud y por
tanto una buena
calidad de vida.

CAPÍTULO

NutriRecomendaciones básicas y vitales para mantener tu peso y tu salud.

Si has llegado hasta aquí ya debes haber experimentado grandes cambios a nivel físico, mental y emocional y debes estarte sintiendo mucho mejor por dentro y por fuera. Así que, me voy a limitar a darte recomendaciones básicas y vitales para mantener esos resultados:

1. Ejercicios DE FUERZA en sesiones intensas y cortas cuando no haya tiempo de realizar tu entrenamiento completo.

No tener tiempo es solo una excusa, y si no, mira el tiempo que dedicas a las redes sociales, dedícate el tiempo que te mereces y saca una hora para ti de las 24 horas que tiene el día.

2. Agua ALCALINA o mineral con limón en ayunas.

Repotencia tu sistema inmunológico Y TE HIDRATA desde temprano, (pero no hace magia si haces sólo eso).

3. No azúcar.

El azúcar no tiene nutrientes, son calorías vacías con efectos desastrosos para el organismo, da gusto a tus preparaciones con canela, especias y frutas. Ten en cuenta que mientras más azúcar consumas más temprano salen las arrugas y más rápido envejece la piel sin importar la edad que tengas.

4. Elimina el alcohol.

Son calorías vacías que tampoco te aportan vitaminas, ni nutrimentos ni antioxidantes e impiden la pérdida de grasa mientras perjudican tu hígado pudiendo causarte hígado graso o esteatosis hepática no alcohólica.

5. Deja el celular al menos una hora antes de dormir.

La luz disminuye la melatonina y afecta la calidad del sueño, recuerda el ritual que te sugerí en el primer capítulo de té de tilo y manzanilla antes de dormir con las frecuencias de fondo u ondas rife.

6. Evita las harinas y procesados.

Te producen inflamación y debilitan las defensas mientras que distienden tu abdomen e influyen en tu ganancia de peso (aunque por sí solas no tienen el efecto de engordarte).

Las Dietas sólo son soluciones temporales y las soluciones temporales solo producen resultados temporales. No te pongas a dieta, mejor crea hábitos saludables que puedas sostener a largo plazo como parte de tu vida y de tus días.

Aquí te comparto otro menú para que tomes más ideas y te prepares el tuyo acorde a tus necesidades y requerimientos en ésta etapa de tu vida.

LUNES

Al despertar, agua alcalina: Agua con limón y/o con vinagre de sidra de manzana.

Desayuno: Batido verde (recién hecho y en ayunas) o huevo y aguacate con un guineo verde.

Merienda: 1 pieza de fruta o 1 vaso de agua de coco + 1 taza de té (de tu preferencia) sin endulzar.

Almuerzo: ½ taza de pasta integral al pesto mezclada con vegetales dentro+ medio plato de ensalada verde o vegetales al grill.

Merienda: 1 pieza de fruta o vaso de agua de coco + 1 taza de té (de tu preferencia) sin endulzar.

Cena ligera (12 h de ayuno entre cena y desayuno): Ensalada de quinoa o de granos. ¡Recuerda! Antes de ir a la cama un té de tilo, de manzanilla, de lavanda o de valeriana.

MARTES

Al despertar, agua alcalina: Agua con limón y/o con vinagre de sidra de manzana.

Desayuno: Batido verde (recién hecho y en ayunas) o avena cocida con canela y frutas por encima luego que esté preparada.

Merienda: 1 pieza de fruta + 1 taza de té (de tu preferencia) sin endulzar.

Almuerzo: 2 guineítos verdes hervidos, salmón al horno o a la plancha + medio plato de ensalada verde o vegetales al grill.

Merienda: 1 pieza de fruta o vaso con agua de coco + 1 taza de té (de tu preferencia) sin endulzar.

Cena ligera (12 h de ayuno entre cena y desayuno): Pasta integral al pesto con salmón. ¡Recuerda! Antes de ir a la cama un té de tilo, de manzanilla, de lavanda o de valeriana.

MIÉRCOLES

Al despertar, agua alcalina: Agua con limón y/o con vinagre de sidra de manzana.

Desayuno: Batido verde (recién hecho y en ayunas) o 1 taza de frutas picadas acompañadas de una taza de yogurt griego natural.

Merienda: 1 yogurt natural o vaso de agua de coco + 1 taza de té (de tu preferencia) sin endulzar.

Almuerzo: Ensalada César con pescado o pechuga (sin croutones).

Merienda: 4 onzas de yogurt griego o fruta de temporada + 1 taza de té (de tu preferencia) sin endulzar.

Cena ligera (12 h de ayuno entre cena y desayuno): Ensalada de granos y pavo. ¡Recuerda! Antes de ir a la cama un té de tilo, de manzanilla, de lavanda o de valeriana.

JUEVES

Al despertar, agua alcalina: Agua con limón y/o con vinagre de sidra de manzana.

Desayuno: Batido verde (recién hecho y en ayunas) o plátano con huevos y aguacate.

Merienda: Frutas o vaso de agua de coco + 1 taza de té (de tu preferencia) sin endulzar.

Almuerzo: ½ taza de guineítos en puré o ¼ taza de arroz integral, 1 pieza de berenjenas+ medio plato de ensalada verde o vegetales al grill.

Merienda: 1 pieza de fruta o vaso de agua de coco + 1 taza de té (de tu preferencia) sin endulzar.

Cena ligera (12 h de ayuno entre cena y desayuno): Ensalada de quinoa o de couscous.

¡Recuerda! Antes de ir a la cama un té de tilo, de manzanilla, de lavanda o de valeriana.

VIERNES

Al despertar, agua alcalina: Agua con limón y/o con vinagre de sidra de manzana.

Desayuno: Batido verde (recién hecho y en ayunas) o batata/guineo verde con cebolla, aguacate y huevo.

Merienda: 1 yogurt natural o vaso de agua de coco + 1 taza de té (de tu preferencia) sin endulzar.

Almuerzo: Ensalada caprese con berenjenas en vez de queso + 1 taza de gandules o de habichuelas + medio plato de ensalada verde o vegetales al grill.

Merienda: ½ taza de fruta picadita o vaso de agua de coco + 1 taza de té (de tu preferencia) sin endulzar.

Cena ligera (12 h de ayuno entre cena y desayuno): Hamburguesa sin pan. (Sustituir pan por hongos portobello). ¡Recuerda! Antes de ir a la cama un té de tilo, de manzanilla, de lavanda o de valeriana.

SÁBADO

Al despertar, agua alcalina: Agua con limón y/o con vinagre de sidra de manzana.

Desayuno: Batido verde (recién hecho y en ayunas) o ½ taza avena integral cocida, 1 puñado de nueces o frutas por encima.

Merienda: 1 vaso de agua de coco o una fruta + 1 taza de té (de tu preferencia) sin endulzar.

Almuerzo: Pescado a la plancha o al vapor, acompañada de ensalada de aguacate, tomates, cebolla y pepino + 1 taza de habichuelas.

Merienda: ½ taza de piña picada o vaso de agua de coco sin endulzar + 1 taza de té (de tu preferencia) sin endulzar.

Cena ligera (12 h de ayuno entre cena y desayuno): Medio plato de ensalada verde con 100 gr de hongos portobello. ¡Recuerda! Antes de ir a la cama un té de tilo, de manzanilla, de lavanda o de valeriana.

DOMINGO

Al despertar, agua alcalina: Agua con limón y/o con vinagre de sidra de manzana.

Desayuno: Batido verde (recién hecho y en ayunas) o yuca con cebolla por encima, huevo y aguacate.

Merienda: 1 pieza de fruta + 1 taza de té verde sin endulzar.

Almuerzo: Medio plato de ensalada verde o vegetales al grill más proteína

Merienda: 4 onzas de yogurt helado tipo yogurt combínalo con frutas (sólo frutas) + 1 taza de té (de tu preferencia) sin endulzar.

Cena ligera (12 h de ayuno entre cena y desayuno): Medio plato de vegetales al vapor con pescado. ¡Recuerda! Antes de ir a la cama un té de tilo, de manzanilla, de lavanda o de valeriana.

Nutrinotas:

- Antes de decir que no tienes tiempo para entrenar, mira el tiempo que dedicas a las redes sociales.

- El azúcar no tiene nutrientes.

- Las Dietas sólo son soluciones temporales y las soluciones temporales solo producen resultados temporales.

- Crea hábitos saludables que puedas sostener a largo plazo como parte de tu vida.

Y como no solo nos alimentamos de comida, en este capítulo te invito a escuchar la canción *"Happy" de Pharrell Williams* para que también nutras tu alma.

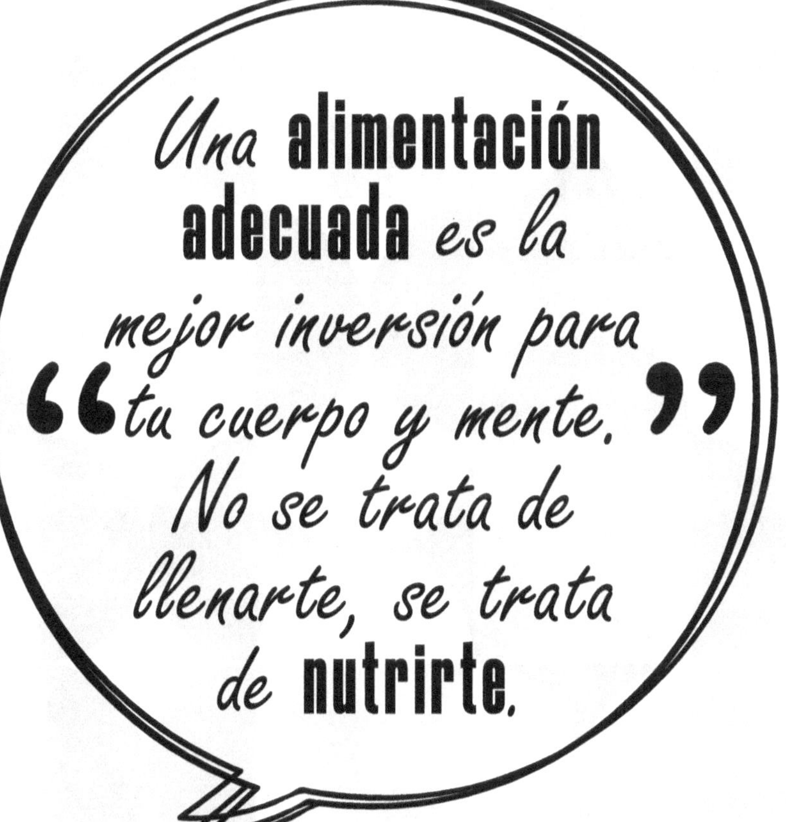

Una alimentación adecuada es la mejor inversión para "tu cuerpo y mente." No se trata de llenarte, se trata de nutrirte.

CAPÍTULO

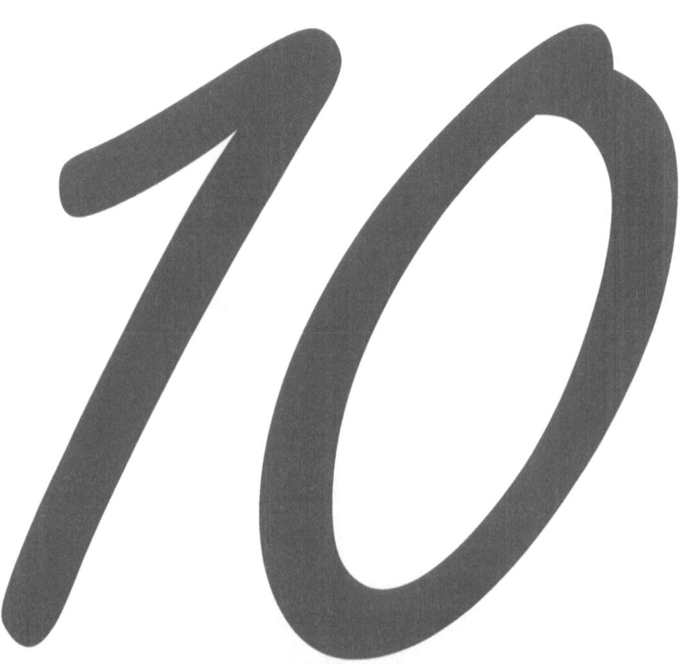

Estrategias para perder grasa y disminuir los niveles de colesterol y triglicéridos

Si ya has llegado a tu peso ideal y aún te queda esa barriguita o niveles altos de colesterol y triglicéridos en sangre aquí te comparto *tips* básicos para deshacerte de ello.

Y de paso te aclaro que una persona delgada con niveles altos de grasa y de azúcar en sangre es un delgado metabólicamente obeso; pues las libras no son el único parámetro para diagnosticar obesidad, también se puede hacer un diagnóstico de obesidad en base al porcentaje de grasa.

Creer que alguien está saludable porque es delgado es cosa del pasado, una persona delgada por fuera puede tener internamente los mismos signos de una persona obesa si por dentro sus órganos están llenos de grasas y lipotoxicidad.

Así que estas estrategias que te enlisto aquí debajo te van a servir si eres una persona delgada metabólicamente obesa o si sueles tener hiperlipidemia e hipertrigliceridemia sin aumento de peso y lo bueno de todo ello es que cuándo disminuyen los niveles de grasa los de azúcar también suelen bajar.

1.   **Consume Alimentos ricos en fibra como frutas y vegetales.**

Si te fijas bien, escribo la palabra alimentos y no productos. Prefiere siempre alimentos reales en vez de productos comestibles. Los alimentos provienen de la tierra y los productos los encuentras en el supermercado.

2.   **Evita grasas trans, nada frito.**

Las grasas trans también están en los postres, bizcochos y pizzas, no solo en la fritura y lo mejor es evitarlas porque además de que podrían hacerte ganar peso con más facilidad, también aumentan tus niveles de colesterol y triglicéridos y podrían llevarte a prediabetes o hígado graso con mucha más facilidad.

3.   **Evita el alcohol, son calorías vacías.**

Y sí, vino cuenta como alcohol y no es saludable ni siquiera media copa, una "cervecita los fines de semana" es alcohol, ponche es alcohol, no hay bebidas alcohólicas "más sanas" que otras porque el alcohol nunca será una opción sana. Si en la publicidad ellos mismos te dicen que el "alcohol puede ser perjudicial para la salud", imagínate lo que puedo decirte yo como médico.

4.   **Evita harinas.**

Una empanada horneada sigue siendo harina, un bizcocho sin azúcar sigue teniendo harina, no te confundas, "Aunque la mona se vista de seda, mona se queda" reza un dicho popular.

5. Realizar entrenamiento de fuerza y resistencia varias veces por semana.

Es importante tener claro que para perder grasa sin efecto rebote los ejercicios de fuerza y resistencia son algo básico para lograrlo, son vitales e importantes porque la grasa se oxida en las mitocondrias de músculo y si aumentas masa muscular a través del entrenamiento de peso pues tendrás más mitocondrias disponibles en el músculo para oxidar la grasa. (A mayor masa muscular mayor pérdida de grasa y más rápido el metabolismo.) Si te limitas sólo al cardio es posible que no ganes músculo y por eso con sólo cardio no se acelera el metabolismo.

6. Evita bebidas azucaradas.

Los jugos naturales también cuentan como bebidas azucaradas. La fruta es preferible comerla entera para obtener la fibra y no hace el mismo efecto comer la fruta entera y masticarla porque cuándo la comes entera te evitas el pico de glucemia e insulina que genera el jugo.

7. Descansa mejor.

Ya en el primer capítulo te dejé un ritual para ello, vuélvelo rutina y costumbre y dedícate el tiempo que te mereces para estar y sentirte bien por dentro y por fuera. Si por cuestión de tiempo no puedes dormir más horas, entonces intenta mejorar la calidad de sueño durante las horas que duermes.

8. Evita jugos empacados y procesados.

Están cargados de azúcares, conservantes, preservantes y colorantes insanos. Ni siquiera lo consideres como opción de merienda para los niños y si de todas maneras lo vas a consumir evita que tengan los azúcares dentro de los primeros ingredientes (recuerda que los ingredientes se colocan de mayor a menor).

9. Consume té sin endulzar varias veces al día

Es una manera de controlar los antojos y manejar la ansiedad mientras te estás hidratando, aunque deberían evitarse o espaciarse de las comidas principales en caso de que tengas anemia porque inhiben la absorción de hierro especialmente el té verde.

Aquí te adjunto otro menú para que además de tomar ideas te alimentes y no simplemente te limites a comer:

Lunes

Desayuno: Avena con frutas por encima.

Merienda: 20 pistachos o una fruta.

Comida: Plato de vegetales con pescado.

Merienda: 1 fruta + taza de té sin endulzar.

Cena: Mini pizza de base de casabe con mozzarella + tomates y pesto + té de tilo y manzanilla antes de dormir.

Martes

Desayuno: Batata o guineítos con huevo y aguacate + cebolla por encima.

Merienda: 1 yogurt natural o una fruta.

Comida: Pescado o pechuga de pollo a la plancha (4oz) + ensalada verde y taza de habichuelas o guandules.

Merienda: 1 manzana verde + taza de té.

Cena: 1 taza de sopa de vegetales + taza de té de lavanda y valeriana antes de dormir.

Miércoles

Desayuno: 1 taza de avena integral en hojuelas y frutas picadas por encima.

Merienda: 1 fruta + taza de té verde (té verde sólo de día).

Comida: Pimiento relleno de pechuga de pollo y vegetales.

Merienda: Fruta + vaso de agua de coco.

Cena: Ensalada Caprese con queso, berenjenas y tomate.

Jueves

Desayuno: 2 huevos hervidos con un guineo verde o batata + cebolla por encima.

Merienda: 1 fruta + taza de té.

Comida: Pechuga de pollo o pavo a la parrilla (6 oz) + ensalada de vegetales y taza de legumbres.

Merienda: 1 fruta + vaso de agua de coco.

Cena: Medio plato de ensalada verde o de quinoa con pescado o salmón.

Viernes

Desayuno: 1 yogurt griego natural + 4 ciruelas.

Merienda: Una fruta + té.

Comida: Ensalada Caprese y taza de legumbres.

Merienda: 20 almendras o una fruta.

Cena: ensalada de tipile o de quinoa.

Sábado

Desayuno: 1 taza de avena integral en hojuelas preparada con leche de almendras.

Merienda: 1 fruta + taza de té verde.

Comida: Porción de yautía hervida + pechuga de pollo o pescado + 1/4 de aguacate.

Merienda: Una fruta + taza de té verde.

Cena: Mero con medio plato de ensalada verde o de vegetales.

Domingo

Desayuno: 1 omelette con vegetales + 1 guineo verde o batata + jugo verde (antes de todo lo demás va el jugo verde recién hecho).

Merienda: 20 almendras + taza de té verde sin endulzar.

Comida: Berenjena o salmón a la plancha (4oz) + ensalada verde o de vegetales.

Merienda: 1 fruta + taza de té verde sin endulzante.

Cena: Ensalada de lechugas y hojas mixtas con pescado.

Receta Guacamole:

En un recipiente hondo machaca dos aguacates con zumo de dos limones, media cebolla picada y un tomate picadito. Luego, agrega un puño de cilantro.

Nutrinotas:

- Una persona delgada con niveles altos de grasa y de azúcar en sangre es un delgado metabólicamente obeso.

- Las libras no son el único parámetro para diagnosticar obesidad.

- Prefiere siempre alimentos reales en vez de productos comestibles.

- Vino cuenta como alcohol y no es saludable.

- El alcohol nunca será una opción sana.

- Una empanada horneada sigue siendo harina.

- Para perder grasa sin efecto rebote los ejercicios de fuerza y resistencia son algo básico.

- La grasa se oxida en las mitocondrias del músculo y si aumentas masa muscular a través del entrenamiento de peso pues tendrás más mitocondrias disponibles en el músculo para oxidar la grasa.

- Los jugos naturales también cuentan como bebidas azucaradas.

Y como no solo nos alimentamos de comida, en este capítulo te invito a escuchar la canción "Celebra la Vida" de Axel para que también nutras tu alma.

"La **salud** depende
más de los **hábitos**
y de la nutrición
que de la **medicina**."

CAPÍTULO

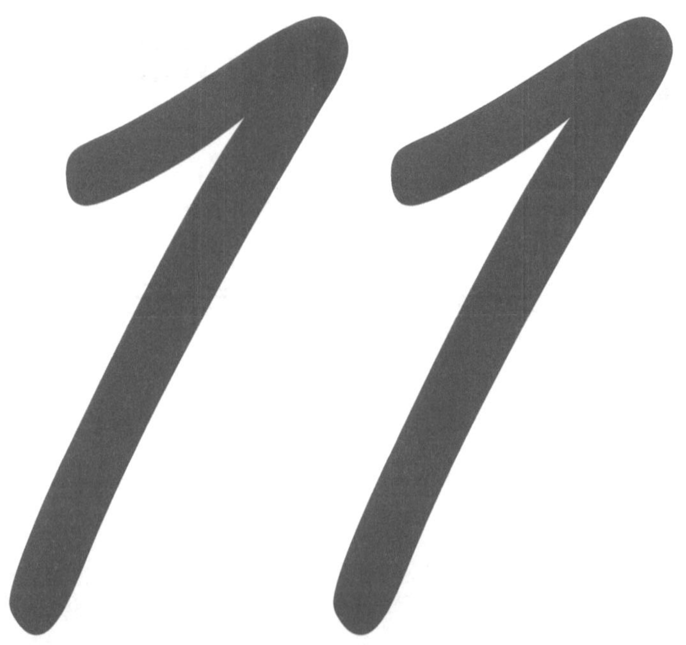

Últimas Nutrirecomendaciones importantes

1- Utiliza laurel, comino, hinojo y romero para el agua de cocción de las legumbres Y así evitas la distensión abdominal que éstas pueden provocar.

2- No compres aderezos comerciales.

Prepara aderezo en casa con vinagre de sidra de manzana, ajo triturado, orégano, albahaca y toquecito de sal y pimienta y sabrá delicioso para que sea más fácil consumir los vegetales.

3- No creas que las barras de granola son opción para merendar.

La gran mayoría son altas en azúcares y calorías, así que mejor frutas frescas para merendar. (Siempre es mejor quitar cáscaras que destapar fundas)

4- Cuidado con los yogures que digan light o diet.

No indica que sean bajos en azúcares. Busca opciones de menos de 5 gramos de azúcar por porción y si es griego mejor porque te aportará más saciedad ya que tiene más proteína.

5- La miel y el azúcar morena aportan la misma cantidad de azúcar que la regular blanca.

No son saludables. Mejor no endulces. Si tienes antojos de dulces come fruta entera (nunca en jugos).

6 -Elimina el consumo de refrescos, jugos, zumos, malta, bebidas deportivas, bebidas energizantes, etc.

Como sustituto puedes hacer agua con rodajas de limón y hojas de menta, las bebidas deportivas son para deportistas.

Y como no solo nos alimentamos de comida, en este capítulo te invito a escuchar la canción *"La Vida es un Carnaval" de Celia Cruz* para que también nutras tu alma.

CAPÍTULO

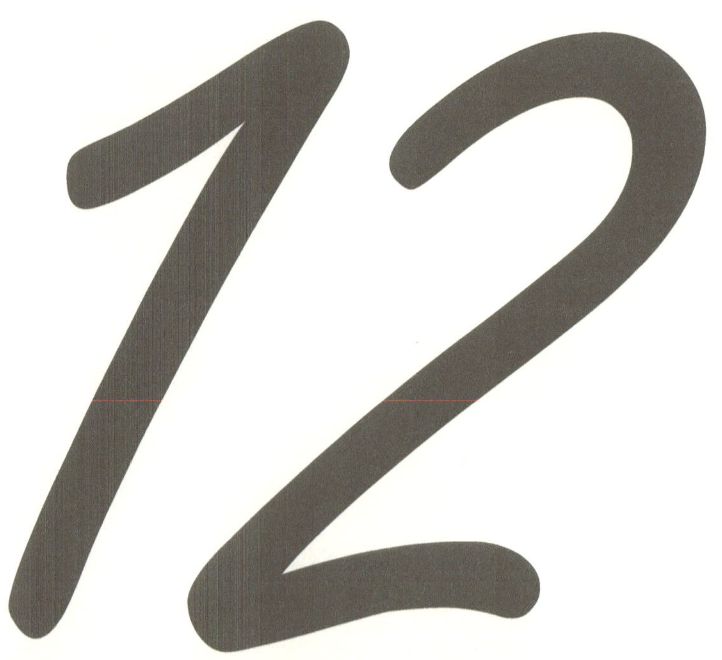

Recetas Batidos Verdes

- 1 taza de espinacas
- ½ taza de piña
- 1 guineo maduro
- ½ taza de leche de coco
- ½ taza de jugo de naranja
- 1 cucharada de coco rallado sin azúcar (opcional)

- ½ pepino pelado
- 2 tallos de apio
- 1 taza de mango picado
- 1 pulgada de jengibre rallado
- jugo de 1 limón
- 1 taza de agua de coco

- 1 taza de espinaca
- 1 guineo maduro congelado
- 1 taza de leche de almendras
- 1 cucharadita de cacao (nibs o en polvo)
- 1 cucharadita de semillas de chía

- ¼ de aguacate
- 1 cucharada de albahaca picada
- 1 taza de melón
- 1 cucharada de jugo de limón
- ½ taza de agua
- ½ taza de agua de coco o más agua

- ½ taza de espinacas
- 5 hojas de menta
- ¼ de aguacate
- ½ mango picado
- ½ guineo maduro congelado

- 1 pizca de pimienta roja o pimienta cayena
- 1 taza de agua pura

OPCIONES DE TOPPINGS:

- Goji Berries: es un tónico de belleza lleno de antioxidantes (si se remoja 5 min con anticipación se activan mas los beneficios). Buenisimo para levantar el estado de ánimo porque trabaja con el Yin.

- Polen de Abeja: tienes propiedades antivirales y animicrobiales. Mantiene fuerte tu sistema inmune.

- Blueberries Congeladas: protegen el cerebro de la degeneración, la neurotoxicidad y el estrés oxidativo. La combinación de la avena caliente y los blueberries fríos, ¡te va a encantar!

Leche de almendras natural

RECETA BÁSICA | 4 TAZAS

Ingredientes:

• 1 taza de almendras

• 6 tazas de agua

Remojar las almendras en 2 tazas de agua durante 8-10 horas (o toda la noche).

Al día siguiente, escurrir y enjuagar las almendras con agua pura.

Luego, licuar las almendras con 4 tazas de agua. Si deseas puedes colar la leche con un colador fino, pero muchas personas dejan una parte de la pulpa de las almendras en la leche, esto lo puedes hacer a tu gusto.

Refrigerar por un máximo de 4 días.

Ensalada Cítrica

Para el aderezo:

- El jugo de 1 limón (aproximadamente 3 cucharadas)

- 1 cucharadita de aceite de oliva

- 1 cucharadita de ralladura fina de raíz de jengibre fresco, previamente pelado

- Piel de 1 limón (cáscara de aproximadamente 1 cucharadita muy finamente rallada)

- 1/8 cucharadita de sal rosada o marina

Para la ensalada:

- 3 naranjas cortadas en segmentos (dale formas diferentes)

- 1 toronja rosa, cortada en segmentos

- 1 mandarina

- ¼ taza de hojas de menta picadas

Mezcla todos los ingredientes.

Ensalada de Quinoa.

Ingredientes:

- 1 taza de quinoa

- 1 taza de Brócoli y espinaca

- 1 cucharadita de salsa de soja baja en sodio

- 1 cucharada de aceite de oliva virgen

- Sal para el aderezo

Preparación:

1. Prepara la quinoa cocida. Escurres y reservas.

2. Con un poco aceite fríes las verduras hasta que queden a tu gusto. Sofríe previamente ajo y saltéalas

3. Una vez preparado solo tienes que mezclar en la sartén la quinua con las verduras, añades la salsa de soja al gusto y condimentas con la sal.

Cómo preparar la Quinoa:

Para cocer la quinua utiliza tres partes de agua una parte de grano. Tenlo a fuego medio durante unos 15 minutos, o hasta que el grano se convierte en transparente. Trata de asegurarte de que esté al dente, de la misma manera que con la pasta. Lo mejor es que según vayas probando, cocinarla hasta que la encuentres de tu agrado. El tiempo perfecto de cocción se alcanza cuando cada grano de quinua ha doblado su volumen y libera su germen blanco.

Ensalada Griega

- Lechuga

- Cebolla

- Tomates

- 4 onzas de Queso fresco (mozzarella, Ricota, de cabra)

- 4 aceitunas Negras

- 1 cucharadita de aceite de Oliva extra virgen

- Sal, pimienta, curry (si deseas)

- Vinagre Balsámico

Mezcla todos los ingredientes después de lavarlos, y dales el corte que gustes, alíñalos con el aderezo.

Ensalada Mediterránea:

Ingredientes:

- 2 tazas de Berenjenas
- 1 taza de Zuquinis o calabacines
- Ajo
- Cebolla picadita
- Ají morrón
- Vinagre balsámico
- Orégano
- Tomillo
- Queso feta 100 gramos
- 1/4 taza de croutones

Preparación:

Corta los vegetales en cubo y lleva a la parrilla o al horno, ásalos; previo agrégales 2 cucharaditas de aceite de oliva extra virgen

Prepara el aderezo mezclando los demás ingredientes

Cuando los vegetales estén listos, mezcla con el aderezo, y con 3 aceitunas negras cortadas en trozos, agrega el queso feta.

6 Ensaladas, 6 Ingredientes.

Ensalada 1

- 4 hojas de lechuga.
- Media zanahoria rallada.
- Media taza de repollo morado.
- Medio pepino en cuadritos.
- Una cucharada de semillas de girasol o semillas de chía de topping
- Una cucharadita de semillas de linaza

Ensalada 2

- Un puñado de berro
- Un tomate rojo o verde en cuadritos
- Medio aguacate en cuadritos
- Un cucharada de mango en cuadritos
- Un cucharadita de semillas de linaza o de semillas de girasol de topping
- 4 hojas de lechuga.

Ensalada 3

- Medio pepino en rodajas
- Un rábano en rodajas
- Un puñado de espinacas
- Una cucharada de semillas de auyama o de semillas de chía de topping
- 4 rodajas de hinojo
- Media cebolla en cuadritos

Ensalada 4

Medio aguacate

Un tomate en cuadritos´

Medio pimentón de cualquier color

Media cebolla en cuadritos

Una taza de cilantro cortado en cuadritos

Una cucharada de semillas de auyama o de semillas de chía

Ensalada 5

- Media zanahoria rayada
- Medio pepino rayado sin semillas
- Media taza de repollo rayado
- Media manzana rayada
- Una cucharadita de ajonjolí de topping
- Media cebolla en cuadritos

Ensalada 6

- Lechuga
- Espinacas
- Rúcula
- Col rizada (Kale)
- Queso de cabra en cuadritos de topping
- Wheatgrass

Aderezo de todas las recetas:

Aceite de oliva o aceite de coco

Jugo de un limón

Vinagre de sidra de manzana bragg

Sal rosada o de himalaya

Pimienta negra

Huevos al Estilo Turco

Ingredientes:

- 1 huevo más 1 clara huevo

- 1 cucharadita de aceite de oliva extra virgen

- Cilantro

- Paprika

- 1/2 taza de pimiento rojo cortado en cubitos

- 1/2 taza de berenjena en cubitos

- 1 cucharada de yogurt natural

PREPARACION

Calienta el aceite de oliva, saltea el pimiento y la berenjena hasta que se ablanden, agrega el huevo ligeramente batido, las especias, revuelve con frecuencia hasta que adquieran la consistencia que te agrade.

Espolvorea con cilantro picado y sirve con el yogurt y la lonja de pan integral.

Dip Mediterráneo con Macadamia

Ingredientes.

- 1 taza de hojas de albahacas frescas.
- 1/3 taza macadamias tostadas sin sal picadas.
- 1 diente de ajo picado.
- ½ tomates semi-secos, picados.
- ¼ taza aceite de macadamia.
- ¾ taza de parmesano rallado.
- Oliva para servir.

METODO.

1. Utilizando una mezcla de albahacas en el procesador, nueces de macada-mias, el ajo y los tomates semi-secos picados finamente. añadir parmesano y raspar la mezcla de los lados.

2. Con el procesador en marcha, vierta el aceite en un chorro fino, mezcla el proceso hasta que esten bien combinados.

tip: Se puede hacer un dia antes y se mantiene refrigerado en un resipiente hermetico.

Recetas de meriendas

1-BATIDO DE GUINEO MADURO Y ALMENDRAS

El guineo es uno de los alimentos más ricos en potasio, un mineral que interviene en el buen funcionamiento de músculos y articulaciones. Completa la batida con un puñado de almendras, fuente de proteína vegetal y alimento saludable. Un rico batido es una forma fácil de unir éstos dos alimentos saludables y disfrutar de sus sanos beneficios.

2- PUDÍN DE AVENA, CHÍA Y MANGO

Dejar reposar la mezcla toda la noche en la nevera. Puedes acompañar el pudín de avena con mango con alguna fruta de temporada.

3- BROCHETA DE FRUTAS

Pelar y trocear fruta no te llevará más de 5-10 minutos y podrás asegurar que tu merienda esté colmada de vitaminas y minerales.

4- YOGUR CON FRUTAS DEL BOSQUE

Una merienda sencilla que se puede preparar en poco menos de dos minutos: vuelca un yogur natural sin azúcar en un bowl y añádele una mezcla de frutos del bosque con arándanos, fresas y moras, nueces, anacardos o almendras.

5- PUDDING DE CHOCOLATE CON SEMILLAS DE CHÍA

Es una merienda sana si te apetece algo dulce. Es muy fácil de preparar, ya que sólo necesitamos cacao, leche de almendras, sirope de ágave y chía. Mezcla el cacao y la leche, dulcifica con el sirope y deja enfriar la mezcla. Cuando la sirvas, añádele semillas de chía o frutas de topping.

6-SMOOTHIE VERDE

Un cóctel nutricional de alto valor

Ingredientes

* 1 aguacate

* 1/2 pepino

* 1/2 taza espinacas

* 1/2 manzana verde

* 1/2 pera

* 4 hojas de menta

* 1 vaso de agua (se puede jugar con esta proporción para mayor cremosidad)

7- BATIDO PROTEICO

Ingredientes

* 2 cucharadas de mantequilla de almendras o mantequilla de maní

* Un scoop de proteína de vainilla

* 1 guineo congelado

* 1 cucharada de canela

* 300ml de bebida vegetal (almendra, arroz, soya…)

8- PALOMITAS DE MAÍZ

Vierte 1/3 de taza de granos de maíz en una olla mediana-grande bien caliente con un poco de aceite. Esta cantidad de granos produce 2 cuartos de palomitas de maíz cuando se revienten. Cubrir Dejar un pequeño hueco para que salga el vapor. Disfruta sin cargos de conciencia porque el maíz es un cereal bajo en calorías y alto en valor nutricional.

9 – HELADO CASERO

Puedes hacer un puré de frutas y congelarlo. Una hora antes de la merienda lo puedes colocar en el congelador y luego comerla como si fuera un frozen. Otra opción similar, consiste en preparar un zumo de frutas naturales sin endulzar, ponerlo en vasos con un palito y congelarlos. Como si fuera una paleta.

Es una manera divertida de comer fruta y una buena idea para los meses de verano.

No hay que olvidar que una de las mejores opciones para la hora de la merienda es la fruta. Desde preparar un helado que les sorprenda o elaborar un postre de frutas, siempre tenemos posibilidades de combinar la fruta cualquier otra cosa o hacer preparaciones especiales.

Tacos de Sandia y Queso Feta

Ingredientes

- 1 taza de Sandia picada en cubos o en forma de bolitas
- 1 Lechuga iceberg
- 2 Tomates picaditos
- ½ Cebolla picadita
- ½ taza de Queso Feta
- 2 cdas de Albahaca picada
- 2 cdas Hinojo picado
- Sal Rosada
- Pimienta
- 2 cdas de Aceite de Oliva Extra Virgen
- Jugo de un limón

Preparación.

Coloca en un tazón el tomate, queso, cebolla, sandia, colocamos un poquito de sal y pimienta. En otro tazón mezclaremos el aceite de oliva, jugo de limón.

Luego de lavar y escurrir las Hojas de Lechuga, colocamos en cada hoja un poco de la mezcla y por encima ponemos albahaca e hinojo y servimos.

Pudin de Avena y Chía

Ingredientes (para 2 personas)

- 1 taza leche de almendras o de coco

- 3/4 taza de Avena Gluten Free

- 50 g de Dátiles Orgánicos

- 2 cucharadas de semillas de girasol

- 2 cucharada de semillas de chía

- 4 cucharadas de Yogourt Griego

- 1 Guineo

- 1 manzana roja

- 2 cucharas de miel

Preparación

1. Calienta la leche pero sin que rompa a hervir.

2. Colócala en un bowl junto con los copos de avena, los dátiles troceados, las semillas de girasol y las semillas de chía. Deja reposar durante al menos 10 minutos.

3. Agrega el yogur, el Guineo y la manzana troceados y la miel.

Remueve y sirve.

Consejos

• Si se queda muy seco, puedes echar más leche o yogur.

• Si no puedes tomar avena, puedes usar quinoa cocinada, en ese caso usa 1/4 ó 1/2 taza de leche de almendras en vez de 1 taza.

Bruchetta de Queso Mozzarella, Tomate

Ingredientes

- Pan Ezekiel
- Queso Mozzarrella
- Tomate picado
- Cebolla picadita
- Rúcula
- Hojitas de Cilantro
- Aceite de oliva o de aguacate
- Sal y Pimienta.
- Opcional: Aceitunas Negras, Maíz

Preparación:

Tostar el Pan con un poquito de Aceite, colocar sobre el pan unas hojitas de rúcula, y el Queso Mozzarella. Con el resto de los ingredientes preparamos una mezcla para colocar por encima.

Barras de Zanahoria

Ingredientes

- 5 zanahorias medianas, ralladas
- 1 taza de Nueces
- 1 taza de Almendras enteras
- 1 taza de dátiles enteros
- 1 taza de Avena
- 1/2 taza de pasas
- 1/8 taza + 1 cucharada de miel
- 1 cucharadita de canela
- 1/2 cucharadita de clavo molido
- 1/2 cucharadita de jengibre Molido
- 1/4 cucharadita de nuez moscada
- pizca de sal

Para el Glaseado

- 8 onzas de queso crema fría bajo en grasa
- 2 cucharaditas de extracto de vainilla
- 1-2 cucharadas de miel ó ágave

Preparación

Con un rallador proceder a rallar todas las zanahorias.

En el procesador colocar las nueces, las almendras y los dátiles. Procese hasta que todo se triture y tenga una mezcla desmenuzable.

Agregue la avena, las pasas, la piña, el jarabe de arce, las especias y procesa hasta que todo esté bien mezclado.

En caso de no tener un procesador puede proceder a cortar las nueces y los dátiles con la mano y luego mezclar en el resto de los ingredientes. La textura puede ser ligeramente diferente, pero funciona bien.

En un molde de 8X8 pulgadas con papel de papel para hornear ligeramente aceitado con aceite de coco presione la mezcla de la zanahoria en el pyrex y proceda a ponerlo en la nevera mientras preparamos el Glaseado.

En el procesador de alimentos coloque el queso crema, la vainilla y el agave o miel, procese hasta que se mezcle.

Con la ayuda de una espátula para poner el glaseado en la parte superior de las de la torta de zanahoria.

Corte en el tamaño que usted desea. Estos deben almacenarse en la nevera.

Veggi Wrap

- 3 bastones de pimiento rojo

- 2 lonjas de hongos

- 1 lonja de berenjena asada picadita

- Salsa de soya baja en sodio

- Aceite de oliva

- Cebolla picadita

- 1 tortilla para wrap ó una hoja de lechuga en sustitución

- 2 lonjas de Seitán (carne vegetal)

- Vinagre Balsámico

- 1 cucharada de Pasta de habichuelas

Saltear los vegetales en el aceite de oliva, agregar la salsa de soya, la pasta de habichuelas y el vinagre balsámico, dejar reducir.

Envolver en la tortilla bien apretada y cortar a la mitad.

Verduras Gratinadas

- 4 tazas de brócoli, coliflor

- 4 aceitunas negras

- ¼ taza de nata ácida

- 1 cucharadita de aceite de oliva

- Hierbas aromáticas al gusto

- 20 onzas de Queso Parmesano rayado

- 4 onzas de mozzarella

Cómo lo hago

Cuece las verduras al vapor, hasta que estén suaves. Escurrir las verduras y colocarlas sobre una fuente plana para horno previamente engrasada. Haz una salsa con las especias, la nata ácida, la pimienta y la sal. Repartir encima la salsa de nata ácida y el queso mozzarella y el parmesano, coloca las aceitunas. Hornear las verduras y luego sírvelas con los crutones.

Crema de Zanahorias

- 1/2 litro de agua o leche vegetal.

- 1/2 kilo de zanahorias.

- 75 gr. de pasas.

- 50 gr. de coco rallado.

- 50 gr. de azúcar de coco o stevia.

- 50 gr. de sémola de trigo.

- 3 cucharadas de ghee.

Cocemos y trituramos las zanahorias. Calentamos el ghee*, le añadimos la sémola y el coco. Lo mezclamos un minuto y añadimos el azúcar y las zanahorias. La removemos todo hasta que se haga una masa.

Volcamos la masa en un recipiente humedecido con agua. Cuando se enfríe podemos decorarlo con coco rallado, almendras, pistachos o anacardos y cortarlo en trocitos.

Crema de verduras

- 1 taza de calabaza troceada o 3 zanahorias.

- 1 calabacín.

- 1 trozo de repollo.

- 100 gr de judías verdes.

- 1 pizca de sal.

- 1 pizca de pimienta negra.

- 4 cucharadas de aceite de oliva o ghee*.

Nota: El Ghee en Oriente se elabora friendo lentamente mantequilla de vaca (preferiblemente sin sal) en una olla o sartén, hasta que se evapora toda el agua y su proteína se decanta hasta el fondo. Entonces se vierte la mantequilla frita en otro recipiente, teniendo cuidado de no remover los sólidos de la leche que se encuentran en el fondo de la sartén. Este método de preparación del ghee le da un ligero aroma a nuez, que no posee el ghee occidental (que se prepara por centrifugado de mantequilla licuificada, y por lo tanto tiene la ventaja de no tener tanta cantidad de grasas saturadas).

Lavamos y cortamos las verduras* y las ponemos a cocer durante 45 minutos. Añadimos la sal. Lo retiramos del fuego y le echamos el aceite (o ghee), la pimienta y lo trituramos.

* Nota: Las verduras pueden sustituirse por otras.

Lombarda (repollo morado o col) con Manzana y Ciruelas Pasas (4 personas)

- 1 col lombarda pequeña

- 2 manzanas

- 2 cucharadas de ghee

- 1/2 cucharadita de anís o hinojo molido

- 1 pizca de canela

- 1 pizca de cardamomo molido

- 100 g de ciruelas pasas sin hueso

- 1 cucharada de uvas pasas

- ½ vaso de agua

- zumo de ½ limón

- 1 pizca de sal

Lavar la lombarda y cortar en tiras finitas. Pela las manzanas, quita e corazón y las semillas y córtalas en cuadritos pequeños.

Calienta el ghee en una cacerola, añade las especias y saltea un poco. Añade la lombarda, la manzana, las ciruelas y las pasas lavadas y el agua caliente. Sala y deja cocinar unos 40 minutos a fuego lento, removiendo de vez en cuando para que no se pegue. Si ves que todavía no se ha terminado de cocinar y está seco, echa un poco más de agua.

Al final le añades el zumo de limón, que aclarará un poco el color de la lombarda.

Esta receta queda muy rica sustituyendo las manzanas por castañas.

Bebidas sin alcohol para tus fiestas

* Sangría

* Ingredientes:

* 3 duraznos

* 1 l. de zumo de uva negra o mosto

* 1 vaso de zumo de naranjas orgánicas (sobre todo si utilizas la cáscara)

* 1/2 vaso de zumo de limón con ½ l de agua o limonada

* 1 rama de canela

1 corteza de limón cortado en espiral (opcional: añadir manzana, naranja o limón troceados)

Elaboración:

Pelar los duraznos y partirlos por la mitad. Quitar el hueso y cortarlos en rodajas finas. Ponerlos en un recipiente con el zumo de uva negra y el zumo de naranja y 1/2 de limón, la canela y la espiral de corteza de limón. Dejar macerar al menos 3 horas y servir en copas de champán. Mantener fresco, pero no eches cubitos de hielo.

Delicia de Venus

- 400 ml de zumo de uva blanca
- 7 hebras de azafrán trituradas
- 3 cucharaditas de zumo de jengibre fresco
- ¼ cucharadita de polvo de almendras ayurvédico (Almond energy)
- 2 gotas de agua de rosas (opcional)
- 2 cucharaditas de leche de coco (en polvo)
- 1 ramita de menta

En una jarra, bate el zumo de uvas con las hebras de azafrán -remojadas previamente en una cucharada de agua caliente- el jugo de jengibre, el polvo de almendra y el agua de rosas y deja enfriar. Moja el borde de las copas de champán con agua, entonces rocíalas con el polvo de leche de coco. Llena la copa y sirve. Decora con hoja de menta fresca.

Lassi tropical con coco y vainilla

- 2 cucharadas de leche de coco en polvo
- 1/8 l de puré de ananá (piña) natural
- 250 g de yogur natural
- 1 pizca de vainilla
- 1 pizca de cardamomo en polvo
- 100 g de crema de bálsamo de limón

Disolver la leche de coco en polvo con 2 cucharadas de agua caliente. Mezclar el puré de ananá con el yogur y 400 ml de agua. Añadir la leche de coco y luego las especias al gusto. Batir la mezcla y luego verter en vasos. Adornar con el bálsamo de limón o hierbabuena y servir.

Papas gratinadas en baño de cilantro

- 4 papas de tamaño mediano, las papas van sin pelar (aprox. 1 ½ por persona)

- 1 cucharada de comino molido

- ¾ de taza de pan de espelta rallado

- 1 cucharadita de sal (al gusto)

- ghee

- Perejil fresco finamente picado

Lava las papas y córtalas a la mitad. Tuesta el comino un poco en el aceite y añade las migas de pan de espelta y añade la sal. Reboza primero las patatas en ghee derretido y después en la mezcla de pan rallado y ve colocándolas en una bandeja de horno. Mételas al horno durante 40-50 minutos hasta que las patatas estén bien cocidas. Espolvorea cada papa con una pizca de sal y perejil. Puedes servirlo caliente o frío.

Puedes agregar otras hierbas a la mezcla de pan rallado al gusto: romero, tomillo, semillas de hinojo o semillas de sésamo.

Salsa de cilantro

- 1 ½ tazas de cilantro fresco picado

- 3 cucharadas de jengibre fresco, pelado y picado

- 1 cucharada de zumo de limón fresco

- ¼ de taza de hojas de menta

- 2 cucharadas de azúcar de coco

- 3 cucharadas de yogur natural

- 3 cucharadas de coco fresco, rallado

- Sal (al gusto)

- Pimiento rojo, finamente picado

Pon todos los ingredientes (excepto la sal y la pimienta) en una licuadora, mezcla hasta obtener un puré suave y sazonar con sal al gusto. Vierta la mezcla en una fuente de servir (o al lado de las papas en una fuente), adornar con los pimientos finamente picados y servir.

Tomates en judías

- 75 g de aceite de oliva o ghee
- ½ cucharadita de semillas de mostaza
- 3 hojas de laurel
- ½ cucharadita de jengibre fresco, pelado y picado
- 1 cucharadita de cúrcuma
- ½ cucharadita de pimentón dulce
- 1 ½ cucharadita de orégano
- 100 g de espinaca cocida, picada finamente
- 250 g de judías remojadas de la noche anterior
- 1 litro de agua o caldo de verduras
- 8 tomates, pelados y finamente picados
- Hierbas aromáticas frescas.

Calentar el ghee o el aceite y rehogar las especias. Además de las hierbas, coloca todos los ingredientes en un molde para el horno engrasado y revuelve un poco. Cubre y hornea en el horno precalentado durante 60 minutos a 200 ° C, a continuación, durante otros 30 minutos a 100 ° C.

Espolvorear las hierbas frescas en la parte superior y servir.

Zanahorias a la canela, con pasas y dátiles

- 750 g de zanahorias, cortadas en bastones

- 4 cucharadas de ghee

- 3-4 cucharadas de coco rallado

- 50 g de pasas de uva

- 50 g de dátiles picados

- 2 cucharadas de azúcar de coco

- 1 ½ cucharadita de canela

- Sal

- Pimienta

Pon las zanahorias al vapor hasta que estén blandas. Calienta el ghee en una sartén, agrega el coco rallado y dora un poco. Mezcla las zanahorias en el coco. Espolvorea la azúcar y la canela en la parte superior y dora ligeramente las zanahorias. Añadir las pasas y dátiles, mezclar muy bien todo y añadir sal y pimienta al gusto.

Galletas de Avena

- (Receta para 2 ½ a 3 docenas)

- Ingredientes

- ½ taza (115 g) de ghee

- 1 ¼ taza (260 g) de azúcar de coco

- 1 taza (140 g) de harina de almendras o de coco

- 1 cucharadita de polvo de hornear
- ½ cucharadita de sal
- 1 cucharadita de canela en polvo
- ¾ cucharaditas de jengibre en polvo
- ¼ cucharadita de clavo en polvo
- 3 tazas (345 g) de copos de avena
- ¾ taza (180 ml) de leche vegetal
- ½ taza (60 g) de almendras troceadas (opcional)
- 1 taza (125 g) de uvas pasas o dátiles (opcional)
- ½ taza de semillas de sésamo (opcional)

Preparación

Pre-calentar el horno a 180ºC. Preparar la bandeja colocándole papel vegetal.

Meclar el ghee con el azúcar hasta formar una pasta homogénea. Agregar todos los ingredientes secos excepto los copos de avena y mezclar. Agregar los copos de avena y la leche vegetal. Mezclar hasta formar una pasta. Agregar las nueces, pasas o semillas de sésamo.

Forme las galletas cogiendo una cucharada llena de la masa, y dele forma con las manos. Colóquelas en la bandeja separadas a unos 3.5 cm de distancia unas de otras.

Cocínelas en horno hasta que estén listas, entre 12 y 20 minutos (dependiendo del tamaño). Utilizando una espátula, colóquelas inmediatamente al sacarlas del horno en un plato, sin que se toquen entre sí, para dejarlas enfriar y endurecer.

Bizcocho de "chocolate" y nueces

Ingredientes

- 3 vasos de harina de coco / centeno
- 1 ½ vasos de azúcar de coco
- 2 cucharadas de harina de almendras
- 1 vaso de yogur
- 1 vaso de ghee
- 1 cucharada de levadura
- Leche vegetal
- Canela en polvo
- Jengibre en polvo

Preparación

Encienda el horno a una temperatura de al menos 220º y déjelo pre-calentar mientras prepara el resto de la receta.

Mezcle los ingredientes uno a uno. Puede comenzar mezclando el ghee con el azúcar y luego añadirle el harina, la levadura, el yogur, el harina de almendras (opcional) y las especias. Mézclelo todo y añada la cantidad de leche vegetal necesaria para lograr una pasta homogénea con una consistencia media (como la de cualquier bizcocho).

Coloque todo en un recipiente previamente enmantecado con ghee.

Colóquelo en el horno fuerte durante unos 20-25 minutos y luego bájelo a 180º durante otros 20-30 minutos más. Cuando lo pinche con un cuchillo y este salga limpio, ya estará listo para sacarlo del horno. Déjelo enfriar, desmolde y ¡a disfrutar!

Compota de manzana con clavo

Ingredientes

- 1 manzana entera, madura, dulce y fresca. Pelada y sin corazón ni semillas.

- 5 clavos enteros

- 3 cucharadas de agua pura.

Preparación:

Corta la manzana en trozos pequeños. Introduce todos los ingredientes en un recipiente pequeño. Cocínalo hasta que esté blando. Desecha los clavos, déjalo enfriar un momento y ¡disfrútalo!

Digestivo

Ingredientes

- 1 taza de agua pura alcalina

- ¼ taza de yogur fresco casero

- 1 pizca de jengibre

- 1 pizca de comino

- 1 pizca de cilantro

- 1 pizca de sal

Bátelo durante un minuto. Bébelo después de comer.

Crema de calabacín con cebada

Ingredientes

- 1 kg. de calabacines.

- 2 cucharadas de copos o arroz

- Un chorrito de leche vegetal (de arroz, avena o quínoa)

- Una pizca de sal marina o de roca

- Una pizca de nuez moscada y pimienta

Hervimos en agua con sal los calabacines y el arroz. Cuando estén tiernos añadimos la leche vegetal la nuez moscada y la pimienta.

CHAI DE LECHE DE ALMENDRAS

Ingredientes

- 2 cucharaditas de ghee

- 1 pizca de jengibre

- ¼ cucharadita canela

- 1 cucharadita de miel o sirope de agave

- 1/4 cucharadita de cardamomo

- 1 taza de leche de almendra

- 1 pizca de nuez moscada

Preparación

Pon todos los ingredientes a calentar hasta que esté templada, excepto la miel y sírvelo.

(El resultado de añadir ghee es darle una textura más cremosa)

Las almendras son mucho más fáciles de digerir cuando se dejan en remojo por treinta y seis horas, Igual con todos los frutos secos.

GALLETAS DE AVENA Y FRUTOS SECOS

Ingredientes

15 dátiles picados, 125 g de ghee, 150 g de azúcar de coco, 2 cucharaditas de canela, 3 cucharaditas de cardamomo molido, un puñado de semillas de girasol y de calabaza, un puñado grande de pasas, 500 g de copos de avena suave, leche vegetal de coco o almendras.

*Otras opciones para endulzar: azúcar de coco, sirope de dátil o de agave

Preparación:

Pon los dátiles en la sartén con un poco de agua y cocínalos por 5 minutos hasta que estén blandos, se mezcla hasta formar una pasta espesa. Bate el ghee con el azúcar de coco o el que prefieras y pon a fuego lento para que se derrita.

Añade las especias, semillas, pasas y avena suficiente para conseguir una consistencia espesa, mezclando todos los ingredientes. Agregar un poco de leche de coco o almendras y remover la mezcla a fuego lento durante unos minutos, añadiendo los copos de avena a la mezcla.

Cocinar la avena de esta forma hace que ésta se ablande y quede ligada. Después de 5 minutos de cocción, vierte sobre una bandeja para hornear o en una fuente de horno plana y aplasta con una cuchara *. Mete en el horno previamente calentado y cocina durante 30 minutos a fuego medio hasta que esté dorado. Deja enfriar y corta en cuadraditos.

*Si prefieres hacerlas individuales, puedes poner cucharadas de la masa en la bandeja.

QUINOA CON VERDURAS

Ingredientes

- 1 taza de quínoa
- ½ pimiento cortado en daditos
- 1 taza de repollo mediano cortado finamente
- ½ berenjena cortada en cuadrados
- 1 calabacín pequeño rallado
- 150 g de tofu
- 1 zanahoria grande
- 1 tomate maduro pelado y cortado
- Aceite de oliva
- 1 cucharada de jengibre rallado muy fino
- 2 cucharadas de mostaza
- 2 cucharadas de comino molido
- 1 pizca de pimienta
- Sal

Preparación:

Corta las verduras y ralla el jengibre. Pon al fuego suave una sartén de hierro (preferiblemente), saltear la mostaza hasta que se abra, salga su exquisito aroma y empiece a saltar, entonces añadimos el aceite, cuando se caliente vamos incorporando el jengibre rallado, el comino, el pimiento, la zanahoria, el repollo y por último el calabacín. Lo salteamos bien aderezándolo con la pimienta y la sal.

Añadimos la quínoa y el tomate cortado en daditos. Rehogamos durante unos minutos y añadimos el agua

(Se cocina igual que el arroz, dos medidas de agua por una de quínoa, y fuego lento).

Comentarios: La quínoa es buena por su fácil digestión, sus proteínas vegetales de alta calidad, su completa relación de aminoácidos esenciales, sus pocas e insaturadas grasas cardiosaludables, sus eficientes minerales y vitaminas, su fibra, y su ausencia de gluten es una maravillosa opción para los celiacos.

CREMA DE CALABAZA

Ingredientes

- 1/2 kilo de calabaza cortada en dados

- 2 cucharadas de arroz de cebada (opcional)

- 1/4 cucharadita de comino

- 1/4 vaso de leche de avena o de arroz

- •1 pizca de asafétida

- Perejil picado fino

- 1/4 cucharadita de cilantro molido

- 1 cucharadita de coco rallado

- 1 pizca de pimienta negra

- 1 cucharada de aceite de oliva

- Sal natural marina o sal de roca

Preparar un sofrito con el aceite y las especias. Saltear la calabaza. Mezclar y dejar que tome el sabor de las especias. Cubrir con agua y si decidimos agregarle la cebada, este es el momento.

Cocinar durante 20 minutos aproximadamente a fuego medio sin tapar. Comprobar que esté cocido, retirar y batir hasta obtener una sopa crema de la consistencia deseada–si es necesario se le puede agregar bebidas de avena o arroz para cambiar la textura.

Sumar a la preparación el coco rallado y dar un toque picante con la pimienta negra. Cocinar otros 10 minutos a fuego mínimo.

Servir decorado con perejil o cilantro picado muy fino.

Preparación y cocción: 30 minutos

TORTILLA DE PAPA SIN HUEVO

Ingredientes

- 1/2 kilo de papas

- 1/2 berenjena

- 1/2 calabacín

- 200 ml de agua (un vaso de agua)

- 150 gramos de harina de garbanzo

- Aceite de oliva

- Sal

- Pimienta o jengibre

Pelar, lavar y trocear la patata, el calabacín y la berenjena. Tras calentar el aceite, echar todo a freír, primero las patatas y después (pasados unos 3-5 minutos) el calabacín y la berenjena. Cuando esté todo frito, escurrir el aceite y añadir la sal y la pimienta.

Batir el agua y la harina. Mezclarlo con las papas, las berenjenas y el calabacín. Poner a calentar una sartén con 2 cucharadas de aceite y añadir la mezcla. Cocinar a fuego lento 5 o 7 minutos por cada lado hasta que esté doradita.

Preparación y cocción: 45 minutos

Avena Cocida:

Ingredientes

- 2 tazas de avena
- 3 tazas de agua
- 1 cucharadita de sal marina
- Preparación:

Se coloca la avena con el agua y la sal en una ollita de barro o de acero inoxidable. Se coloca en el fuego y cuando comienza a hervir, se baja el fuego a mínimo y se deja cocinar aproximadamente 30 minutos. Queda una preparación cremosa, que se puede guardar en recipiente de vidrio en la heladera y cuando se desea, se retira una porción calentándolo con un poco de pasta de manzana.

Pan De Arroz

Ingredientes

- 3 tazas de arroz integral socado
- 3/4 taza de harina de trigo integral superfina
- 1 cucharadita de sal marina
- Ralladura de 1 naranja
- Aceite de oliva maíz
- 1 huevo casero para pincelar por encima el pan

Preparación:

Una vez cocido el arroz, se lo deja enfriar y con las manos se trata de desarmarlo, amasándolo bien. Se agrega la harina y la ralladura de naranja, se busca de generar una masa compacta, bien amasada y se lo introduce en un molde para pan previamente aceitado. Se lo deja descansar 2 ó 3 horas en un lugar tibio para que se leude suavemente, se lo pincela con el huevo por encima y luego se introduce en el horno a temperatura mínima, se deja cocinar hasta que se dore a los costados y los últimos 15 minutos se lleva el horno a temperatura media o alta.

Bollitos De Arroz

Ingredientes

- 1 taza de arroz integral
- ½ taza de zanahoria picada
- 1 cebolla chica picada
- ½ taza de apio picado, la parte blanca
- Perejil picado
- Aceite de maíz
- Sal marina
- 1 huevo o la yema solamente
- Sémola de trigo opcional para rebozar o pan rallado

Preparación

Se cocinan en sartén u olla de acero inoxidable, la zanahoria, la cebolla y el apio, con poca cantidad de aceite, hasta que queden transparentes y crocantes.

Se deja enfriar y se procesa la preparación, hasta que quede un puré cremoso. Se mezcla con el arroz, se le agrega el huevo, se mezcla bien nuevamente y se agrega el perejil. Se cocinan en una sartén de fondo grueso, pincelada en aceite, vuelta y vuelta hasta que se doren bien y queden crujientes.

Opcional ponerle un poquito de quesito de cabra tipo brie o ricota casera.

Humus O Paté De Garbanzos

Ingredientes

- 1 taza de garbanzos
- 1 diente de ajo machacado previamente tostado
- 1 cucharada de harina de sésamo integral molida
- 1 cucharada de jugo de limón
- Sal a gusto

Preparación:

Se dejan los garbanzos en remojo desde la noche anterior. Al día siguiente se cocinan durante 4 horas, hasta que estén muy tiernos. Se les retira el agua, se escurren bien y se procesan. Luego se le agrega el ajo machacado, el sésamo y el limón, se revuelve bien.

Este paté es muy rico para usarlo como acompañamiento de un cereal o bien para untar diferentes tipos de panes.

Sopa Caldo De Verduras

Ingredientes

- 3 tazas de auyama o calabaza, cortado en cubitos
- 1 nabo largo ó redondo
- 1 cebolla mediana
- 1 zanahoria mediana
- 1 trozo pequeño de algas
- Sal marina a gusto
- Aceite de oliva o de aguacate

Preparación:

Se cortan todas las verduras en trozos pequeños. Se rehogan en poco aceite. Se les agrega agua hasta cubrirlas, se cocinan durante 1 hora. Si se hubiera consumido mucho agua, agregar un poco más como para que quede también bastante caldo. Se agrega sal marina. Se puede freezar en recipientes chicos para la porción necesaria de cada día.

Arroz Integral Basmati

Ingredientes

- 2 tazas de arroz integral
- 4 tazas de agua de buena calidad
- 1 cucharadita de sal marina

Preparación:

Se lava bien el arroz y se coloca en una olla de barro o de acero inoxidable, se le agrega la sal y se coloca sobre el fuego, cuando comienza a hervir, se baja a mínimo y se coloca un difusor de calor por debajo de la olla, lo que permite cocinarlo despacio y que quede más "al dente", es decir el grano más crocante. Al cabo de aproximadamente 40 minutos, cuando el grano esté casi seco, se apaga, se revuelve bien con cuchara de madera y se deja bien tapado. Se guarda una vez frío en la heladera en recipiente de vidrio.

Verduras Al Wok: (para mezclar con el arroz)

Ingredientes

- 3 zanahorias medianas
- 1 puerros mediano o cebolla o cebollita de verdeo
- 1 raíz de jengibre chica
- 2 cucharadas de aceite de oliva o de aguacate
- 1/2 cucharada sopera de salsa de soja sin sodio
- 2 ó 3 cucharadas de agua

Preparación:

Mientras se cortan las verduras lo más finas posible, se calienta el Wok a fuego fuerte con un poco de agua. Cuando el agua hierve durante 10 ó 15 minutos, se vacía el Wok de ella y se le agrega el aceite e inmediatamente las verduras cortadas. Con cuchara de madera, a fuego fuerte se revuelve permanentemente, a los 5 minutos se agrega la salsa de soja y el agua. Se sigue revolviendo hasta que las verduras estén tiernas y crocantes.

Trigo

Ingredientes

- 1 taza de trigo fino

- 1 taza y 1/2 de agua

- 1 cucharadita de sal marina

- 1 cebolla mediana cortada en cubitos pequeños

- 1/ 2 taza de perejil picado

- 1taza de apio crudo picado

- 1 cucharadita de salsa de soja baja en sodio

- 1 cucharada de aceite de oliva o de aguacate

Preparación:

Se cocina el trigo, previamente lavado, agregándole el agua y la sal marina. Cuando comienza a hervir se baja a fuego mínimo y se coloca un difusor de calor debajo de la olla. Cuando el agua se consumió se retira del fuego y se revuelve bien con cuchara de madera.

Por otro lado se calienta una sartén de acero inoxidable, se agrega el aceite y se rehogan la cebolla y el apio, cuando están tiernos por dentro y crocantes por fuera se retiran del fuego y se les agrega la salsa de soja. Se agrega esta preparación al trigo junto con el perejil.

Fideos Integrales SIN GLUTEN Con Cocido De Tomate Seco C/Hongos Shitake, Cebollita De Verdeo Y Albahaca: (para 4 personas)

Ingredientes

- 5 tomates secos

- 3 hongos shitake

- 3 cebollitas

- Ramitas de albahaca

- Aceite de oliva y de aguacate, 2 cucharadas

- Salsa de soja de buena calidad

Preparación:

Se remojan los tomates secos y los hongos shitake durante 1/2 hora.

A los shitake se les da un pequeño hervor.

Luego se cortan en tiras finas los shitake y los tomates se cortan por el medio.

Se corta finamente la cebollita.

En una sartén de acero inoxidable, se agrega el aceite y cuando está bien caliente, se agregan los tomates secos y los hongos. Se cocinan unos 15 minutos. Luego se agrega un poco más de aceite y la cebollita. Se cocina unos minutos más. Se agrega salsa de soja a gusto y al servir ramitas de albahaca.

Hervir los fideos y agregar este cocido por encima

Pizza De Harina De Maíz Con Ricota Y Salsa De Tomates:

Ingredientes

- 2 tazas de harina de maíz orgánica superfina u otra harina sin gluten

- ½ Zapallo calabaza hecho puré

- 2 tazas y ½ de agua de buena calidad

- 1 cucharadita de sal marina

- ¼ kg. de ricota orgánica o queso de cabra

- pizca de nuez moscada rallada

- 2 cebollas medianas

- 2 tomates maduros

- 1 diente de ajo

- 1 cucharadita de salsa de soja

- 1 cucharada de aceite de oliva

Preparación:

Se coloca la harina de maíz en una olla de barro o de acero inoxidable con el agua y la sal. Cuando la preparación comienza a hervir, se baja el fuego a mínimo, se coloca un difusor de calor debajo de la olla y se cocina hasta que el agua se haya evaporado y quede una consistencia cremosa, aproximadamente unos 20 minutos. Se agrega la ricota, el puré de zapallo y se revuelve bien con cuchara de madera, se agrega la nuez moscada. Se deja enfriar.

Por otro lado se calienta una sartén de acero inoxidable y se le agrega el aceite, cuando éste esté caliente se agregan las cebolla previamente cortadas en juliana, el ajo y los tomates pelados y troceados sin las semillas. Se cocina a fuego mínimo con difusor por debajo de la sartén unos 25 minutos. Una vez las verduras estén blandas se le agrega la salsa de soja.

En una fuente para horno previamente aceitada levemente se agrega la preparación de la harina de maíz (tiene que tener unos 2 ó 3 cm. de espesor y quedar consistente) y por encima la salsa. Se hornea unos minutos a fuego mediano.

Quínoa Con Frutos Secos:

Ingredientes

- 1 taza de quínoa

- 4 orejones de durazno

- 4 peras secas

- 1 cebolla mediana

- Aceite de maíz

- Sal marina

- Perejil picado

Preparación:

Cocinar los orejones y las peras en 3 tazas de agua, hasta que se ablanden. Reservar la fruta. Con esa agua cocinar la quínoa.

Tiene que haber quedado 2 tazas de líquido. Agregarle 1 cucharadita de sal marina y cocinar la quínoa (previamente lavada 7 veces, para sacarle las saponinas, unas sustancias que le dan amargor)) hasta que quede blanda.

Por otro lado cortar las frutas secas muy picadas y rehogar en poco aceite con la cebolla previamente picada. Cuando la cebolla esté tierna, agregar la quínoa junto con los otros ingredientes. Servir con perejil picado por encima.

Risotto De Cebada

Ingredientes

- 1 taza de cebada perlada

- Sal marina

- 1 zanahoria mediana cortada en cubitos

- 1 taza de calabaza cortada en cubitos

- 1 cebolla mediana cortada en cubitos

- Agua de buena calidad

- Tomillo u orégano o perejil, sal marina.

Preparación:

Se cocina la cebada durante 3 horas con 8 tazas de agua, a fuego mínimo, con difusor, tiene que permanecer hirviendo. Por otro lado se rehogan las verduras en aceite de maíz hasta que queden blandas, se salan y condimentan con perejil, laurel. A las dos horas de hervor de la cebada se le agregan las verduras y se cocina todo durante 1 hora más. Se condimenta si hiciera falta.

Guiso De Garbanzos o habichuelas negras:

Ingredientes

- 1 taza de garbanzos
- 1 zanahoria mediana cortada en cubitos
- ½ taza de calabaza cortada en cubitos
- 1 cebolla chica picada
- Sal marina a gusto
- Aceite de oliva
- 1 hoja de laurel
- Orégano

Preparación

Se cocinan los garbanzos durante 4 horas. Cuando ya está en la tercera hora de cocción se le agregan las verduras previamente rehogadas y condimentadas, se cocina todo 1 hora más.

Las horas de cocción permiten que el garbanzo extraiga una sustancia cremosa que es muy nutritiva, contiene fitoestrógenos y es muy buena de consumir para embarazadas y en el momento del amamantamiento. También para las mujeres que cursan el climaterio

Ensalada De Lentejas:

Ingredientes

- ½ taza de lentejas
- Un puñado de perejil picado
- Un puñado de menta fresca picada
- 2 zanahorias cortadas chiquitas en cubitos y hervidas
- 2 tomates medianos cortadas no demasiado chicos (opcional)
- 1 huevo duro picado (opcional)
- Apio crudo picado
- Ralladura de 1 naranja y su jugo
- Salsa de soja baja en sodio a gusto
- Aceite de oliva de 1º presión en frío a gusto (moderadamente)

Preparación:

Se hierven las lentejas hasta que estén tiernas. Luego, se añaden todos los ingredientes, se mezcla bien y se adereza con el aceite, la salsa de soja, la ralladura y el jugo de naranja.

Verduras Salteadas Para Pescado

Ingredientes

- 1 cebolla
- Tomate seco
- 1 Zuchini
- ½ taza de champiñones
- Albahaca, orégano o tomillo
- Aceite de maíz

Preparación:

Cortar las verduras en juliana, rehogar en aceite de maíz, condimentar con tomillo, o albahaca u orégano.

Compota De Manzana:

Ingredientes

15 manzanas rojas

Preparación:

Se pelan las manzanas, se cortan en pedacitos sin incluir los corazones y las semillas, se colocan en una olla de barro o acero inoxidable. Se tapa la olla y se pone a cocinar a fuego mínimo con un difusor de calor. Al cabo de una hora ú hora y media están deshechas, formando una mermelada. También se pueden usar peras solas o bien una mezcla de manzanas y peras. Tanto las peras como las manzanas son muy digestivas y son frutas que no contienen tanto azúcar, resultan muy saludables para combinar con panes y cereales. Una vez lista la preparación, para que quede un puré se puede procesar. Al guardar en heladera cada día, va quedando un poco más dulce. Siempre es bueno guardarla en recipiente de vidrio, va a durar mucho más.

Trufas De Harina De Arroz:

Ingredientes

- 2 tazas de harina de arroz

- 2 tazas y ½ de pasta de manzanas

- ½ taza de almendras picadas

- ½ taza de pasas de uva

- Cáscara de 1 naranja rallada

- Coco rallado

Preparación:

En una olla pequeña de acero inoxidable o de barro se agrega la harina de arroz y la pasta de manzana, se revuelve bien y se lleva al fuego mínimo revolviendo permanentemente con cuchara de madera. En determinado momento la masa queda armada y homogénea y resulta difícil despegarla de las paredes de la olla, se deja enfriar, se le agregan las almendras, las pasas y la cáscara de naranja rallada. Se arman bolitas de 2 cm. de diámetro, se rebozan en coco rallado y se colocan en pilotines. Se enfrían (cuanto más frías más dulces) y se sirven (a todos les encantan!!!).

Torta De Manzanas:

Ingredientes

- 2 Kg.de manzanas rojas

- 1 cucharada de aceite de oliva o aguacate

- ¾ taza de harina de almendras o de coco.

- ½ taza de pasas de uva (opcional)

- ½ taza de nueces semipicadas (opcional)

- Canela para servir

Preparación

Se rallan las manzanas, a mano o en procesadora. Se aceita levemente una fuente para horno mediana (como para 6 personas), se coloca la harina junto con el aceite y se mezcla como formando una arenilla, se colocan las manzanas ralladas por encima, mezcladas previamente con las pasas y nueces, se hornea a fuego mínimo durante 1 hora y ½. Cuando los bordes están dorados, está lista. Enfriar y servir

Torta De Manzanas Y Peras:

Ingredientes

- Pasta de Manzana

- 4 peras cortadas en gajos

- ½ taza de harina de almendras o de coco

- ½ taza de avena

- 2 cucharadas de aceite de oliva o de aguacate

- 1 cucharadita de sal marina

Preparación

Se une la avena, la harina, la sal, el aceite y se forma con las manos una arenilla. Se separa una taza de esta preparación y el resto se dispone en una fuente para horno rectangular, previamente aceitada levemente. Se agrega por encima la pasta de manzana. Se dispone por encima las peras cortadas en gajos y el resto de la arenilla. Se hornea con el horno precalentado a fuego mínimo, aproximadamente 1 hora y ½, hasta que los bordes estén bien dorados.

Budín De Papa Y Zanahoria

Ingredientes

- 1 taza de zanahorias crudas ralladas
- 1 cucharada de perejil picado
- ½ taza de puré de papas
- 2 cucharadas de aceite de oliva
- 1cucharadita de orégano ó tomillo
- ½ taza de pan integral rallado o germen de trigo tostado
- Copos de avena

Preparación

Se aceita una fuente de horno y se espolvorea con el pan rallado o el germen de trigo. En la sartén con el aceite se vuelcan la zanahoria rallada y el orégano. Se cocina hasta que la zanahoria se ponga suave. Se retira del fuego y se agrega la papa molida, el perejil y la sal. Se vuelca esta mezcla en una fuente y se cubre el budín con una cucharada de copos de avena. Se lleva a horno moderado durante 40 minutos. Se retira y se adorna con perejil.

Cazuela De Zuchini Y Zanahoria

Ingredientes

- 200 grs. de zanahorias asadas

- 500grs. de zuchinis

- 2 huevos

- Aceite de oliva

- Sal marina y /o salsa de soja

Preparación

Se preparan purés de las verduras: zanahorias y zuchinis. Se trituran las zanahorias, lo mismo que los zuchinis. Se reservan. Se agrega el huevo por separado a cada preparación. Se bate bien y se condimenta con sal y/o salsa de soja.

Se aceitan cazuelas individuales de barro o moldes de flan individual y se colca la mitad del contenido con zanahoria y la otra mitad con acelga.

Se colocan los moldes individuales sobre una fuente de horno que esté cubierta por un poco de agua. Si se trata de cazuelas de barro pueden ir directamente al horno.

Se cocinan a horno moderado hasta que se doren apenas los bordes. Se desmoldan calientes y se sirven.

Sopa De Verduras

Ingredientes

- 1 cebolla

- 3 tazas auyama o calabaza cortado en cubitos

- 1 maíz mediano

- 1 zuchini mediano

- 1/2 taza de harina de avena

- Sal marina a gusto

- Agua de buena calidad

Preparación

Se cortan las verduras en trozos pequeños y se llevan a hervor, junto con el maiz, durante 1 hora. Una vez tibia, se desgrana el maiz y se procesa la preparación unos minutos hasta formar una crema y se agrega una taza de agua, se lleva al fuego y se le agrega la 1/2 taza de harina de avena previamente disuelta en agua fría. Se revuelve constantemente con cuchara de madera. Se agrega la sal y se cocina unos 10 minutos más.

Croquetas De auyama:

Ingredientes

1/2 auyama o calabaza mediana

1 cebolla picada

Sal marina a gusto

Aceite de oliva extra virgen

Harina de almendras o de coco para rebozar

Preparación

Se corta la auyama en trozos no muy pequeños y se cocina al vapor. Se hace un puré. Se rehoga la cebolla bien picada en el aceite. Se une la auyama, se condimenta con sal. Se arman las croquetas y se las reboza con sémola. En una sartén de teflón, apenas pincelada con aceite de maíz y bien caliente se cocinan las croquetas hasta que se doren vuelta y vuelta.

Croquetas De Papas:

Ingredientes

- 4 papas medianas

- 1 cebolla mediana

- Sal marina a gusto

- Aceite de oliva o de aguacate

- Harina de coco o de almendras para rebozar

Preparación

Se cortan las papas y se cocinan al vapor. Se hace un puré. Se corta finamente la cebolla y se rehoga en aceite de oliva. Se une esta preparación a las papas, se agrega sal. Se arman las croquetas y se rebozan por la harina. En una sartén de teflón, apenas pincelada con aceite de oliva y bien caliente se cocinan las croquetas hasta que se doren vuelta y vuelta.

RECETAS JUGOS VERDES

10% DE JUGO DE HOJAS| 90% DE VEGETALES O FRUTAS NO DULCES

Receta 1

1 Tomate – 2 pimientos rojos – 1 pepino – 1pizca de sal – 1 trozo de jengibre

Receta2

2 Pepinos – 2 bastones de apio con las hojas – 2 hojas de espinaca – el jugo de medio limòn.

Receta 3

Una taza de tè–medio pepino – 1 manzana verde.

Receta 4

2 Pepinos - media cucharadita de cùrcuma- 1 bastòn de apio.

GREEN SMOOTHIE O LICUADO VERDE

Son jugos preparados con 60 % de frutas, 40 % de hojas verdes y agua

Duran hasta dos días en la heladera bien cerrados. Se licuan sin colar.

RECETA MODELO

1 taza de té de hojas verdes o más, que será todavía mejor.

2 tazas de té de frutas maduras.

Media taza de té de agua.

Se pueden usar solo hojas verdes

Pueden ser oscuras como acelga, espinaca, menta, remolacha, variedades de lechuga, etc.

No existen reglas fijas, solo consejos.

FRUTAS: cuanto más maduras mejor: banana, manzana peladada y sin semilla, pera, frutilla, papalla, mango, ananà, durazno, ciruela, naranja, mora, frambuesa, cereza, higo, caqui, palta, higo.

Liquidos: agua filtrada -agua de coco- infusionea frìas.

Proporciones:

70% De frutas para comenzar y restante de hojas verdes y agua. Gradualmente bajar las frutas y aumentar las hojas verdes.

Receta 1

3 Bananas – 1 taza de te de espinacas – agua.

Receta 2

Un mango–1 banana – 4 hojas de espinaca

Receta 3

Media piña – una banana – 5 hojas de menta--media lechuga romana.

Receta 4

Lechosa - 2 tazas de tè de hojas verdes - infusiòn frìa de menta.

Receta 5

3 Bastones de apio con hojas – 3 peras – una banana – una mano llena de acelga–agua.

Receta 6

Media lechuga - un ananà - un mango - un cm de jengibre.

SUPER SMOOTHIE (SÚPER LICUADO)

Los súper smoothies son bebidas con efecto de transición o para atletas que quieren ser veganos ya que son bebidas súperenergéticas y altamente calóricas. Comida energética utilizada por la tarde.

Máximo de almacenamiento 24 horas.

Se puede usar leche de semillas, pulpa de coco, leche de coco, leche de nueces, aceite de lino, aceite de coco.

No hay restricciòn en los ingredientes en estas recetas

Receta 1

Una taza de tè de jugo de naranja o mandarina

3 Duraznos – 3 dàtiles – 1cda de sopa de lino germinado – 1cda de aceite de lino–1 pizca de canela.

Receta 2

1 Vaso de agua – jugo de 1 limòn – gel de 2 hojas de aloe- 2 cdas de sopa de miel – media cucharada de te de limòn – 1 cda de sopa de espirulina

Receta 3

1 Taza de te de leche de nueces o almendras – 5 bananas – 4 dàtiles – 1 cda de vainilla–3 pizcas de cardamomo en polvo – 5 fresas – 5 cdas de cacao en polvo

OTRAS RECETAS DE JUGOS

Receta 1

4 Manzanas – 1 pepino – un puñado grande de hojas de espinaca – un puñado grande de hojas de menta

Receta 2

5 Manzanas–media remolacha – 4 hojas grandes de remolacha – medio pepino – un puñado de hojas de menta – 3 hojas grandes de espinaca

Receta 3

5 Manzanas – 1 pepino – 2 zanahorias – un puñado de hojas frescas.

Esto es a modo de ejemplo y pueden encontrar más recetas en mis redes @rayodesalud y en la web www.Rayodesalud.Do.

Recuerden: siempre recurrir a la supervisión de un médico nutriólogo

Prevención es mejor que el remedio.

JUGOS SALUDABLES

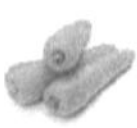 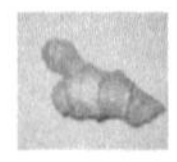 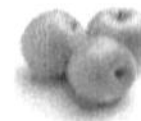

zanahoria + jengibre + manzana–Aumenta y limpia nuestro sistema.

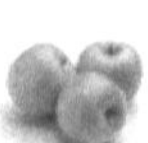 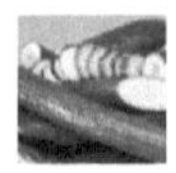 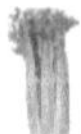

manzana + pepino + apio–Previene el cáncer, reduce el colesterol y elimina problemas .

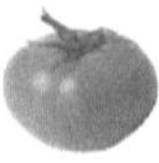 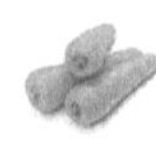 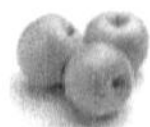

Tomate + zanahoria + manzana–Mejora el aspecto de la piel y elimina la mala respiración.

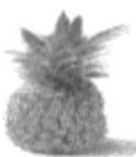 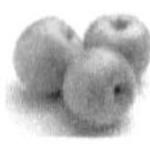 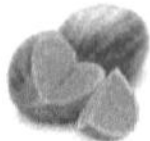

Piña + manzana + sandia–Para disipar el exceso de sal, nutre el riñón y la vejiga.

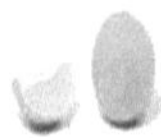 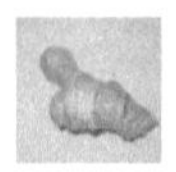 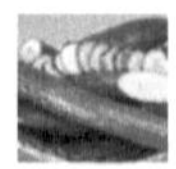

naranja + jengibre + Calabaza–Mejora la textura y humedad de la piel y reduce el calor del . . cuerpo.

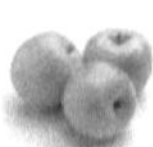 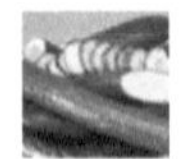 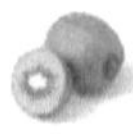

manzana + Calabaza + Kiwi–Mejora la flexibilidad de la piel.

 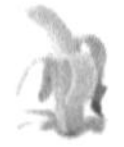

Pera + plátano–Regula el contenido de azúcar.

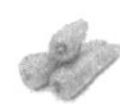 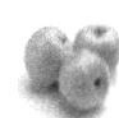 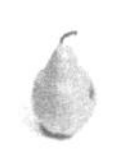 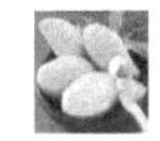

zanahoria + manzana + Pera + Mango–Regula el calor del cuerpo, contrarresta la . . .toxicidad, disminuye la presión de la sangre . . . .y pelea contra la oxidación.

NutriConclusiones

Si has llegado hasta aquí, te felicito por haberte comprometido con tu bienestar y calidad de vida. Aplicar estas herramientas en tu vida es algo que te vas a agradecer por el resto de ella y tu cuerpo también te lo agradecerá.

Te envío abrazos de luz, mucha energía de sanación y amor para tu vida y espero seguir en contacto y comunicación contigo a través de mis redes sociales ⊙ @rayodesalud y ⊙ @dra.hernandezreyes y mi página web ⊗ www.rayodesalud.do

Compárteme tu experiencia y testimonio. Puedes etiquetarme en mis redes sociales, para mí es un placer inmenso acompañarte en este camino de bienestar.

Si quieres escribirme de manera directa también me encantaría poder leerte, mi correo es ✉ dra.hernandez@hotmail.com

¡Que el universo te llene de todo lo bueno y que tu vida sea siempre luz y amor!

Nutriabrazos, Altagracia.

Biografía

La Dra. Altagracia Hernández Reyes es egresada de la Pontificia Universidad Católica Madre y Maestra (PUCMM) como Doctora en Medicina. Especializó sus estudios en la Universidad INTEC con la especialidad en Nutriología Clínica y un Máster en Obesología y Dietética. En la Universidad Tecnológica de Santiago (UTESA) realizó tres Diplomados: Nutrición, Diabetología y Auditoría de Salud y también tiene un diplomado en Medicina Estética.

La doctora está certificada por el colegio americano del deporte en prescripción de actividad física. Ha desarrollado programas individualizados de Nutrición que encuentras en su web www.rayodesalud.do y colabora con segmentos y cápsulas de salud en radio y televisión. Escribe artículos para revistas nacionales e internacionales y es docente de postgrados en varias universidades.

La Dra. Hernández forma parte del colegio médico dominicano, de la Sociedad Dominicana de Nutrición Clínica SODONUCLIM, de la Fundación Dominicana de Obesidad FUNDO, y de la Asociación Dominicana para el estudio de la obesidad ASODEO. También es actual consejera en las redes sociales de iniciativas que buscan mejorar la alimentación y la salud en la población.

Altagracia, da soporte con charlas y conferencias a las personas y empresas que desean adoptar un estilo de vida sano ayudándoles a mantener sus objetivos a largo plazo, enseñándoles a comer y demostrándoles que sí pueden estar y ser sanos por dentro y por fuera.

Puedes seguirla en las redes sociales como @rayodesalud o su página web www.rayodesalud.do donde como Nutrióloga especialista, nos comparte nutricontenido actualizado y con base científica diariamente.

Recuerda compartir tu nutriexperiencia de lectura etiquetándonos en las redes como @rayodesalud y dejando tu reseña en amazon al escanear aquí éste código QR

Si deseas adquirir suplementos naturales, artículos de bienestar o productos saludables entra aquí para ver nuestras recomendaciones en Amazon o escanea este código QR para acceder o visítanos en RAYO DE SALUD WELLNESS CENTER para asesorarte en cuáles adquirir o para evaluarte: